Gertrud Teusen
Mit Kindern turnen

Inhalt

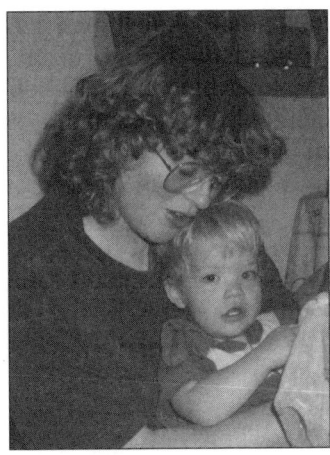

Vorwort

Mein Sohn Niklas wird nun fast zwei Jahre alt. Immer häufiger
nimmt er mich an der Hand, schaut mich mit aufforderndem Blick
an und sagt „atar". „Atar", das ist sein Wort für Toben. Er will dann,
daß ich ihn an den Händen halte und an mir hochklettern lasse. Er
will auf meinen Rücken steigen und „Hoppe, hoppe Reiter" spielen
oder sucht einfach nur einen Zuschauer, wenn er einen wagemutigen
Tanz auf dem Tisch aufführt. Mit Niklas habe ich in den letzten
zwei Jahren die Welt neu kennengelernt und mit ihm auch die Welt
der Bewegung neu entdeckt.

Ein Baby zu umsorgen, das war für mich damals völliges Neuland.
Was da auf mich zukommt, davon hatte ich – wie ich heute weiß –
keinen blassen Dunst. Schon gleich nach der Geburt ging es los, ich
wußte nicht so recht, wie ich das kleine Wesen überhaupt anfassen
sollte. Einer wunderbaren Hebamme habe ich es zu verdanken, daß
ich ziemlich schnell meine Ängste überwand und mein Kind heute
sicher „im Griff" habe. Sie zeigte mir die Babymassage und das
Handling – und gab mir damit die Chance, ein inniges Verhältnis zu
meinem Sohn aufzubauen.

Sein unermüdlicher Bewegungsdrang, den er im ersten Lebensjahr entwickelte, erstaunte mich immer wieder und war auch der Grund dafür, mich intensiver mit der Entwicklung von Kindern zu beschäftigen. Begierig wie wohl alle Mütter suchte ich immer neuen Lesestoff, aber leider findet man ja nie genau das, was man in der augenblicklichen Situation gerade wissen will. Die Arbeit an diesem Buch war deshalb eine willkommene Gelegenheit, meinen Wissensdurst zu stillen. Daß das möglich war, habe ich vor allem meiner Koautorin Jola Shiloni zu verdanken. Als Krankengymnastin hat sie jahrelange Erfahrung auch und besonders im Umgang mit Kindern. Sie betreut Schwangere und junge Mütter, kümmert sich um Babys und Kinder. Nicht alle „ihre" Kinder sind in krankengymnastischer Behandlung. Jola Shiloni zeigt den Eltern, wie sie mit dem Neugeborenen umgehen sollten, gibt Tips, wie man eine gesunde Entwicklung fördert, und auch oft genug Anleitung zum „fachgerechten" Toben.

Daß Kinder, auch wenn sie schon etwas älter sind, einen natürlichen Bewegungsdrang haben, braucht man wohl keinem Elternpaar zu sagen. In diesem Buch finden Sie unendlich viele Tips und Spielmöglichkeiten, wie Sie Ihre Kinder zur „richtigen" Bewegung anleiten können. Toben, spielen, turnen – das alles soll jedoch nicht als „Trainingsprogramm", sondern als „Spaß an der Bewegung" verstanden werden.

Schließlich packen wir auch das heiße Eisen „Kinder und Sport" an: Hier steht elterlicher Ehrgeiz oft genug im krassen Gegensatz zu den Bedürfnissen der Kinder. Welcher Sport Kindern guttut und Spaß macht, können Sie hier nachlesen. Zu diesem Thema standen Experten der unterschiedlichen Sportverbände meiner Kollegin Freya Blank Rede und Antwort.

Ein Buch über das richtige Bewegen von und mit Kindern will gut recherchiert sein. Sicher steckt jede Mutter voller Fragen, wenn sie dieses Buch zum erstenmal in die Hand nimmt und durchblättert. Meine Fragen zum Thema „Fitneß für Kinder" beantwortete der Kinderarzt Dr. Bernd Simon, dem ich an dieser Stelle herzlich danken möchte.

Alle in diesem Buch vorgestellten Massagen, Übungen und Spiele sind durch Zeichnungen illustriert, um Ihnen ein möglichst genaues Bild zu vermitteln, wie eine Übung durchzuführen ist. Fürs Vorturnen bedanke ich mich bei Ari Birnbaum, Ann-Kristine Tischler und natürlich bei meinem Sohn Niklas.

Mein ganz großer Dank gilt natürlich Jola Shiloni, ohne die mir beim Schreiben sicherlich oft die Puste ausgegangen wäre. Meine Neugier und ihr Wissen stecken in diesem Buch. Ich hoffe, es macht Ihnen bald genausoviel Spaß wie mir, mit Ihrem Kind oder Ihren Kindern zu turnen.

Gertrud Teusen
München im Mai 1994

Mehr Spaß an der Bewegung

Jedes Kind kommt schon mit einem unbändigen Bewegungsdrang auf die Welt.

Anfangs sind seine Aktivitäten noch zart und unbeholfen, schon wenig später will es robben, krabbeln und schließlich auch laufen. Toben, springen, hüpfen ist für Kinder die natürlichste Sache von der Welt. Eine heile Welt, die aber leider immer weniger Kinder unbeschwert genießen können. Hellhörige Wohnungen, nörgelnde Nachbarn, phantasielose Spielplätze und Rasenflächen, die nicht betreten werden dürfen, bremsen diesen ganz natürlichen Bewegungsdrang. Die Kinder werden zu Stubenhockern erzogen – sitzen vorm Fernseher oder vor dem Kassettenrecorder, spielen allein mit dem Videospiel statt mit anderen Kindern auf dem Spielplatz. Eine Entwicklung, vor der Experten warnen, denn die Folgen von Bewegungsmangel sind ein zu schwacher Kreislauf, Übergewicht und Haltungsschäden.

Fast jedes dritte Kind hat noch dazu Probleme, seine Bewegungen zu koordinieren, das heißt, sie genau und harmonisch aufeinander abzustimmen. So darf es nicht weitergehen, die Kinder von heute dürfen sich nicht zu „Bewegungsanalphabeten" entwickeln.

Aber was kann man dagegen tun, werden Sie sich vielleicht fragen.

Die Antwort darauf finden Sie in diesem Buch. Erhalten und fördern Sie den natürlichen Bewegungsdrang von Kindern von Anfang an – von der Geburt bis zu dem Moment, wo Kinder sich von ganz alleine bewußt für Bewegung entscheiden können.

Auf den folgenden Seiten werden Sie von einer Krankengymnastin und einem Kinderarzt erfahren, wie und warum Bewegung den Kindern guttut. Aber es ist nicht nur der kindliche Körper, der Bewegung braucht, um sich optimal zu entwickeln. Auch die Seele hungert nach Bewegung. Anfangs ist der damit verbundene Körperkontakt zu Mutter oder Vater besonders wichtig, später hilft

Bewegung, die Persönlichkeit zu entwickeln. Kinder lernen durch Spiel und Bewegung die eigenen Grenzen kennen, erleben Erfolg und Niederlage, entwickeln gesunden Ehrgeiz und Stolz. Das Selbstvertrauen wird gestärkt, die Selbständigkeit gefördert. Durch die körperliche Anstrengung wird auch das Gehirn besser durchblutet, die Konzentrationsfähigkeit verbessert sich, und die Kinder werden ausdauernder.

Jede Menge guter Argumente, sich dieses Buch näher anzuschauen.

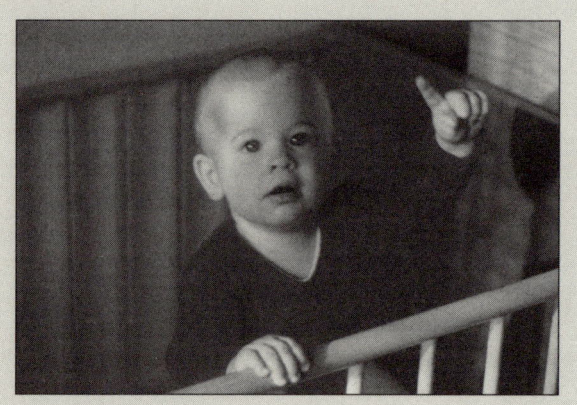

Fitneß für Kinder

Warum Bewegung für Kinder so wichtig ist

Bewegung ist für Kinder die natürlichste
Sache auf der Welt – daran besteht wohl kein Zweifel.
Die Babys, gerade auf der Welt, entdecken schnell die
Fähigkeiten ihres Körpers. Die Kleinkinder, einmal
auf den Beinen, sind in ihrem Bewegungsdrang kaum
noch zu bremsen. Die Kindergartenkinder, immer
bereit, Neues auszuprobieren, werden durch Fernsehen
und Videospiele schon wieder in ihrem natürlichen
Bewegungsdrang gehemmt. Eine Krankengymnastin
und ein Kinderarzt erklären, warum Bewegung in
jedem Alter – von null bis sechs Jahren –
so ungeheuer wichtig ist.

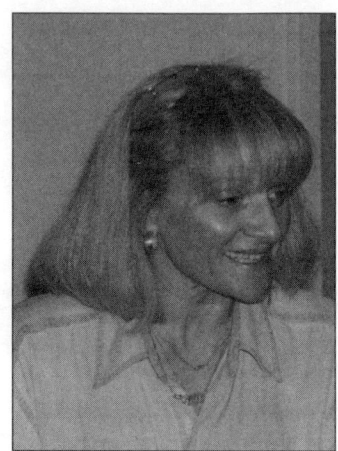

Die Krankengymnastin:

„Bewegung ist immer gut – sie darf nur niemals erzwungen werden"

Alle Kinder haben Spaß an der Bewegung. Trotzdem sind manche Kinder sehr aktiv und andere wiederum eher bequem. Woher kommen diese Unterschiede?

Jola Shiloni: Der Ursprung der Bewegungsfreude liegt eigentlich schon im Mutterleib. Bewegt sich eine Mutter auch während der Schwangerschaft viel und gerne, ist sie temperamentvoll und impulsiv, wird sie mit größter Wahrscheinlichkeit auch ein Baby haben, das sich gerne und viel bewegt. Frauen, die weniger temperamentvoll sind, für die Bewegung und Aktivität keinen so großen Stellenwert haben und die vielleicht mehr geistig orientiert sind, werden eher ein ruhiges Baby haben. Wie sich ein Baby letztendlich aber entwickelt, hängt von vielen verschiedenen Faktoren ab und nicht zuletzt auch vom Charakter der Kinder.

Schon Neugeborene bewegen sich ja ziemlich viel, zum Teil besitzen sie Fähigkeiten, die sie später wieder verlieren und dann mühsam neu erlernen müssen. Wodurch wird denn Bewegung beim Neugeborenen gesteuert?

Jola Shiloni: Neugeborene haben ihren Körper noch nicht unter Kontrolle, ihr Bewegungsmuster wird ganz wesentlich von Reflexen bestimmt. Zum Beispiel kann jede Mutter bei ihrem Kind folgenden Reflex beobachten: Das Kind dreht das Köpfchen zur Seite, der Arm, der in Blickrichtung liegt, wird ausgestreckt, während der andere Arm am Hinterkopf angewinkelt wird. Es wäre aber falsch, solche Reflexe unermüdlich zu aktivieren, nur damit sich das Baby bewegt.

Abgesehen von den Reflexen bestimmen auch Reize die Bewegungen von ganz jungen Babys. Sie drehen ihr Köpfchen in die Richtung, woher das Licht kommt, strecken sich wohlig unter der Berührung einer vertrauten Hand. Auch an den Reaktionen auf Reize erkennt man schon, ob ein Kind eher aktiv oder inaktiv ist – einige können nicht genug davon bekommen, andere verlieren schnell das Interesse. Aber wie schon gesagt, Reflexe zu aktivieren, ist kein geeignetes Mittel, das Baby in Bewegung zu bringen.

Viele Eltern wachen mit Argusaugen darüber, daß sich ihr Kind im ersten Lebensjahr auch gut entwickelt. Woran erkennt man eigentlich, ob ein Baby sich gut entwickelt? Und wie kann man die Entwicklung positiv beeinflussen?

Jola Shiloni: „Gut entwickeln" ist ein relativer Faktor. Sicher gibt es eine Menge Anhaltspunkte, was ein Baby in welchem Lebensmonat können sollte. In den ersten Monaten sind dabei auch alle Kinder mehr oder minder im „Zeitplan". Später kann sich das verschieben, zum Beispiel laufen manche Babys schon mit neun Monaten, andere erst mit eineinhalb Jahren. Wichtige Impulse für eine gute Entwicklung kann man einem Kind jedoch durch die Zuwendung und den Hautkontakt geben. Die „Schoßgymnastik" oder die Babymassage sind dafür beispielsweise ideal.

Zuwendung und Hautkontakt zum Baby sind heute schon fast selbst-

*verständlich. Welche zusätzlichen Vorteile bringen denn zum Bei-
spiel die „Schoßgymnastik" oder die Babymassage mit sich?*

Jola Shiloni: Man lernt dabei, das Kind zu beobachten, und das ist
ganz wichtig. Oft werden schon im Babyalter die Ansätze für Haltungsschäden erkennbar. Zum Beispiel, indem das Baby eine Seite
stark bevorzugt. Mit der Babymassage kann man einer solchen Entwicklung teilweise entgegenwirken. Man massiert zum Beispiel immer mit beiden Händen beide Körperseiten des Babys gleichzeitig.
Reize werden also nicht einseitig eingesetzt, sondern der gesamte
Körper wird mit einbezogen. Durch die „Schoßgymnastik", die
übrigens im Fachjargon als „Handling" bezeichnet wird, gebe ich
dem Kind immer neue Bewegungsmuster vor, und das Baby reagiert darauf. Es lernt dadurch viel schneller, wozu es seinen Körper
einsetzen kann. Durch den intensiven Körperkontakt, den beide Me-
thoden zwangsläufig fordern, verlieren die Eltern auch ihre Angst,
das Kind falsch anzufassen.

*Babys bewegen sich ja schon von ganz alleine. Muß man sie zusätz-
lich noch zur Bewegung animieren?*

Jola Shiloni: Man muß nicht, aber man kann es tun, denn es bringt
für das Kind einige Vorteile mit sich. Einmal abgesehen vom intensiven Hautkontakt zu Mutter und/oder Vater, bieten „Schoßgymnastik", Babymassage und später auch Babygymnastik den Eltern die
Möglichkeit, dem Kind zu zeigen, was es schon alles kann. Den eigenen Körper und die eigenen Fähigkeiten zu erleben – das steht
doch im ersten Lebenshalbjahr im Mittelpunkt. Außerdem schärfen
die Eltern durch diesen intensiven Kontakt zum Baby ihr Auge für
Entwicklungsprobleme (wie die schon erwähnte Bevorzugung einer
Körperseite) und haben dann eher die Chance, den Kinderarzt oder
einen Krankengymnasten zu Rate zu ziehen.

*Also können auch schon Babys Haltungsprobleme haben. Ist das ei-
ne Veranlagung, oder wodurch können solche Haltungsschäden entstehen?*

Jola Shiloni: In der Tat gibt es schon bei sehr jungen Babys Haltungsprobleme. Das kann sicherlich eine Veranlagung sein, aber keine, die man einfach hinnehmen muß. Ob ein Kind Haltungsfehler hat, erkennt man schon etwa mit drei Monaten ganz deutlich. In diesem Alter stützen sich Babys, die auf dem Bauch liegen, mit den Händchen ab und halten auch den Kopf schon ganz gut dabei. Kann ein Baby das nicht, fällt es auf die Nase, wenn man es auf den Bauch legt, so ist das ein Hinweis auf eine schwache Muskulatur im Nacken-/Rückenbereich, und somit kann es der Ursprung eines späteren Haltungsschadens sein.

Kippt in dieser Haltung das Köpfchen immer nach einer Seite weg – also zum Beispiel nach links –, so ist die linke Körperhälfte hyperaktiv und die rechte Körperhälfte zu schwach entwickelt. Auch dagegen kann man etwas tun.

Viele Babys haben so eine Neigung zur Haltungsschwäche, die nicht weiter dramatisch wäre, wenn sie nicht unbewußt von den Eltern gefördert würde. Falsche Bewegungen, die Haltungsschäden verstärken, entstehen zum Beispiel, wenn Babys in den Babywippen liegen. Sie nehmen dabei eine starke Beugehaltung ein. Aktive Babys werden versuchen, sich mit der Wippe selbst zu schaukeln. Sie schlagen dabei mit den Ärmchen und dem Kopf nach hinten – machen also eine Bewegung in die „unnatürliche" Richtung. Inaktive Babys tun in der Wippe gar nichts, sie sind quasi zur Bewegungslosigkeit verurteilt, der natürliche Ansporn, sich zu bewegen, fehlt.

Haltungsprobleme haben also auch etwas mit einer schwächeren Muskulatur zu tun. Ist es denn notwendig, schon bei Babys die Muskulatur zu stärken?

Jola Shiloni: Bei einem normal entwickelten Baby ist es nicht nötig, die Muskeln zu stärken. Sie sind ja sowieso noch in der Entwicklung, und deshalb kann man sie gar nicht so „trainieren", wie man es etwa bei Erwachsenen tun würde. Es genügt völlig, wenn man Babys Muskeln durch kleine Reize – wie sie in der „Schoßgymnastik" beschrieben sind – aktiviert. Wenn Muskelpartien jedoch eindeutig nicht stark genug entwickelt sind – zumeist ist es die Bauch- oder Rückenmuskulatur –, dann muß auch die Muskulatur gezielt gestärkt werden. Das entscheidet jedoch der Kinderarzt.

Viele Eltern haben Angst, daß ihr Kind zu dick ist, obwohl es ja normal ist, daß Babys Babyspeck ansetzen. Geht der Babyspeck von alleine weg?

Jola Shiloni: In den meisten Fällen schon, oder besser gesagt, er geht nicht weg, sondern er verteilt sich besser auf den ganzen Körper, wenn die Kinder wachsen. Es gibt aber in der Tat Kleinkinder, die viel zu dick sind – und das hat dann nichts mehr mit „Babyspeck" zu tun. Die Ursache liegt häufig in falscher Ernährung, aber das ist wieder ein anderes Thema. Tatsache ist, daß sich dicke Kinder häufig schlechter und weniger bewegen als schlanke Kinder. Das ist logisch und fatal, weil sie durch weniger Bewegung wiederum mehr Speck ansetzen. Was sich aber Eltern von molligen Kindern vor Augen halten sollten, ist, daß die Babybeine und -füße und auch die Wirbelsäule viel mehr Gewicht tragen müssen, als ihnen eigentlich guttut. Es kann also sein, daß diese Kinder beispielsweise X- oder O-Beine bekommen.

Die Anleitung zur Beschäftigung und Bewegung mit dem Kind ist also durchaus sinnvoll. Aber kann man das Kind dadurch nicht vielleicht auch überfordern?

Jola Shiloni: Eigentlich nicht. Voraussetzung ist allerdings, daß man auf die Signale des Babys achtet. Ist es müde oder hungrig, wird es unruhig oder fängt es an zu weinen, während man sich mit ihm beschäftigt, ist die Grenze zwischen Fördern und Überfordern erreicht. Babys kennen ihre Grenzen ziemlich genau, und wenn man die Reaktionen des Kindes gut beobachtet, überschreitet man sie eigentlich auch nicht.

Es gibt also auch bei der Bewegung und Beschäftigung von Babys ein „Zuviel-des-Guten". Was kann die Konsequenz von Überforderung sein?

Jola Shiloni: So wichtig Bewegung und Beschäftigung auch sind, manche Eltern lassen – mit Verlaub gesagt – ihre Kinder niemals in Ruhe. Manche Babys werden regelrecht mit Reizen überschüttet, ständig wird auf sie eingeredet, sie werden überallhin mitgenommen, pausenlos bietet man ihnen Spielzeuge an. Babys wollen ab und an einfach ihre Ruhe haben. Man braucht sich dabei keine Gedanken zu machen, daß sie sich langweilen könnten. Wenn den Babys langweilig ist, werden sie sich schon beschäftigen.

Kinder, die sich überfordert fühlen, reagieren mit Schreien oder signalisieren auf irgendeine Weise, daß sie jetzt nicht mehr mögen. Überschreitet man diese Grenze auch nur ein bißchen, kann es passieren, daß man die Bewegung, die man fördern wollte, zerstört. Wer das versteht und lernt, auf die Signale des Babys zu achten, wird diese Grenze auch nicht überschreiten.

Eltern sind verständlicherweise stolz, wenn sich ihr Kind gut entwickelt. Welche Entwicklungsschritte sind im ersten Lebensjahr wirklich wichtig?

Jola Shiloni: Für viele Menschen sind die wichtigsten „Meilensteine" der Entwicklung im ersten Lebensjahr das Sitzen und das Stehen des Babys. Aber das sind keine Fähigkeiten, auf die die Eltern nun sehr stolz sein müssen. Bei all dem Eifer darum, daß das Baby möglichst früh sitzen kann, werden andere, viel wesentlichere Entwicklungsstufen übersehen. Wirklich wichtig für die Bewegungsfähigkeit des Babys sind das Drehen, das Robben und das „Sich-alleine-hinsetzen-Können". Ein Baby, das sich im Uhrzeigersinn drehen kann, wird sich auch alleine aufsetzen – und erst dann ist der richtige Zeitpunkt zum Sitzen gekommen. Vom Sitzen geht es dann von ganz alleine auf alle viere und wird anfangen zu krabbeln. Und wenn es all das perfekt beherrscht, wird es sich auch aufrichten.

Für viele Eltern ist ein wichtiger Entwicklungsschritt abgeschlossen, wenn das Kind die ersten Schritte macht. Wann ist der richtige Zeitpunkt dafür?

Jola Shiloni: Wenn das Kind die Voraussetzungen dafür hat, also alle eben beschriebenen Phasen durchlaufen hat, sich selbst hinstellen kann, wird es anfangen zu laufen. Das Kind weiß genau, wann der richtige Zeitpunkt dafür gekommen ist. Freies Laufen sollte man nicht trainieren oder gar erzwingen wollen, denn das Knochengerüst der Kinder ist noch sehr empfindlich und vielleicht noch nicht bereit dazu. Laufen wird ein Kind erst dann, wenn sein Gleichgewichtssinn, seine Muskulatur und sein „Gefühl im Raum" so weit ausgeprägt sind, daß es sicher ist, die ersten Schritte tun zu können.

Im zweiten Lebensjahr sind die Kleinkinder fast nicht zu bändigen. Immer wieder müssen sie etwas Neues ausprobieren, und oft genug holen sie sich dabei die ersten blauen Flecken. Warum werden die Kinder in Sachen Bewegung plötzlich so mutig?

Jola Shiloni: Das Spaß am Risiko kostet wohl alle Eltern einige Nerven, aber diese Phase, in der alles ausprobiert werden muß – das Herumklettern, das Balancieren und das Herumtoben –, ist für die Bewegungsentwicklung der Kinder sehr wichtig. Es genügt ihnen nicht, zu ahnen, wie all das ist, sie müssen es erfahren. Das ist zum einen die unstillbare Neugier von Kindern, die jetzt noch mal andere Dimensionen annimmt. Und zum anderen ist es sicher auch ein Austesten – wie weit kann ich gehen, wo sind meine Grenzen. In dieser Phase schulen die Kinder selbst ihre Körperkoordination und ihren Gleichgewichtssinn. Blaue Flecken gehören einfach dazu.

Manche Kinder haben ein schier unstillbares Bedürfnis, sich zu bewegen. Eltern wünschen sich hingegen, daß ihre Kinder auch mal stillsitzen. Woher kommt dieser Bewegungsdrang?

Jola Shiloni: Der Bewegungsdrang ist völlig normal und natürlich, ihn darf man nicht mit Verboten einschränken. Kinder müssen ihren ganz natürlichen Bewegungsdrang ausleben. Dazu gehört ganz wesentlich das Herumtoben. Am besten ist es dabei, wenn auch die Eltern mit den Kindern toben. Eigentlich braucht man dazu keine „Anleitung", Phantasie genügt. Aber wer etwas unsicher ist, wie man es richtig angeht, der sollte sich hier in diesem Buch Anregungen holen. Zum einen machen den Kindern gerade diese Eltern-Kind-Übungen unheimlich Spaß und fördern die Kreativität, zum anderen tun sie auch den Eltern gut. Aber ganz generell: Unterbinden Sie niemals den natürlichen Bewegungsdrang der Kinder, Still-sitzen-Müssen kann psychische Schäden zur Folge haben.

Wenn Kinder dann im Kindergartenalter beziehungsweise Vor-schulalter sind, bekommt ja auch die Bewegung einen ganz anderen Stellenwert. Im Kindergarten werden ja beispielsweise „Turnstun-den" abgehalten. Worauf sollte man in puncto Bewegung in dieser Altersstufe achten?

Jola Shiloni: Obwohl die grundsätzliche Entwicklung jetzt weitest-gehend abgeschlossen ist, müssen die Kinder nun die erlernten Fähigkeiten perfektionieren. Es geht dabei im wesentlichen um Kör-perkoordination (also das koordinierte Zusammenspiel der gesamten Muskulatur), Motorik und Phantasie, die durch Turnen und Bewe-gung gefördert werden. Das spielerische Element sollte nach wie vor im Vordergrund stehen, nur daß jetzt auch das bewußte Bewegen hinzukommt. Es geht darum, die Kinder zu den verschiedensten Be-wegungsmustern hinzuführen und dadurch eventuelle Defizite aus-zugleichen. Um den Körper als Ganzes zu schulen, ist eine Gymna-stik für Kinder (und für Eltern) durchaus sinnvoll – und macht Spaß.

Kinder, die sich völlig normal entwickelt haben, bewegen sich in der Regel gerne. Aber auch, wenn sie es nicht so gerne tun, warum ist Bewegung im Alter zwischen drei und sechs Jahren so wichtig?

Jola Shiloni: Gerade im Vorschulalter werden die Grundsteine fürs spätere Leben gelegt – vor allem auch, was die Bewegungsfreude angeht. Kinder, die jetzt schon gerne „faul" sind, werden mit höch-ster Wahrscheinlichkeit auch zu „faulen" (also bewegungsarmen) Erwachsenen. Davon einmal ganz abgesehen, weiß man heute, daß Kinder, die sich viel bewegen, auch geistig „lebendig" sind. Sie können sich besser konzentrieren und lernen spielerisch ihre Ag-gressionen auszuleben. Außerdem stärkt Bewegung Herz und Kreis-lauf, sie fördert die Verdauung und die Atmung.

Ob sich die Kinder von heute genug bewegen, darüber kann man si-cher geteilter Meinung sein. Würden Sie soweit gehen, die Kinder als „Bewegungsanalphabeten" zu bezeichnen?

Jola Shiloni: Ja, ich sehe es in der Tat so, daß die Kinder heute zu „Bewegungsanalphabeten" herangezogen werden. Sicher ist das für viele Eltern eine Provokation, aber ich habe gute Gründe für diese Meinung:

1. Viele Erwachsene bewegen sich zuwenig. Automatisch halten sie dann auch ihre Kinder nicht zur Bewegung an. Es ist eine allgemeine Tendenz, daß man seine Freizeit zunehmend im Sitzen gestaltet – ein schlechtes Vorbild für Kinder, die sich bewegen sollten, um sich gut zu entwickeln.

2. Auch im Kindergarten macht sich eine gewisse Trägheit breit. Viele Spiele und Aktivitäten werden im Sitzen und an Tischen durchgeführt, anstatt den Kindern die Wahl zu lassen, beispielsweise vielleicht lieber auf dem Boden zu malen oder zu basteln. Durch Malen und Basteln wird zwar die Feinmotorik geschult, aber alles andere bleibt auf der Strecke.

3. Es ist ein Irrtum, zu glauben, der Kindergarten würde den Kindern genug Bewegungsmöglichkeiten anbieten und durch Kindergarten-Turnen würde der Körper ausreichend geschult. Damit wäre das Personal auch überfordert.

4. Schließlich und endlich bleibt auch die Phantasie bei vielen Kindern auf der Strecke. Fernsehen und Videospiele (oder Computerspiele) bieten Ersatz für eigene Ideen. Und wieder wird alles im Sitzen gemacht – an Ausgleich oder gar Aufbau des Körpers ist dabei nicht zu denken.

Das Ergebnis dieser vier Faktoren, die wohl keiner für sich völlig wegleugnen kann, sind bewegungsarme Kinder, die den Spaß am Toben und Spielen verlernen. Sie entwickeln sich nicht weiter – und verlieren mit der Zeit ganz und gar die Freude an der Bewegung.

Bewegung ist für Erwachsene ja oft mit dem Begriff „Sport" verbunden. Aber Sport geht häufig mit einer einseitigen Beanspruchung der körperlichen Fähigkeiten einher. Wie findet man die geeignete Sportart für sein Kind?

Jola Shiloni: Der richtige Sport für Kinder darf nie einseitig sein. In diesem Buch werden ja auch verschiedene Sportarten, die für Kinder geeignet sind, vorgestellt. Worauf man im allgemeinen achten sollte, wenn das Kind einen Sport erlernen und betreiben will, ist, daß es unter Anleitung geschieht und daß die Betreuer bei allem sportlichen Eifer nicht den natürlichen Spieltrieb der Kinder unterdrücken.

Den richtigen Sport für ein Kind findet man immer dann, wenn die Initiative dafür vom Kind ausgeht. Nie sollten Eltern ihre sportlichen Ambitionen auf das Kind übertragen wollen. Daher ist es wichtig, die Kinderwünsche ernst zu nehmen und auch Verständnis zu zeigen, wenn das Kind etwas ausprobiert hat und dabei feststellt, daß es diesen Sport nicht mag. Also nur keine langfristigen Arrangements (Vereinsbeitritt oder langdauernde Kurse) treffen, sondern von Mal zu Mal das Kind neu entscheiden lassen. Spätestens, wenn es Tränen dabei gibt, ist die Grenze zwischen Fördern und Überfordern überschritten. Soweit sollte man es nicht kommen lassen.

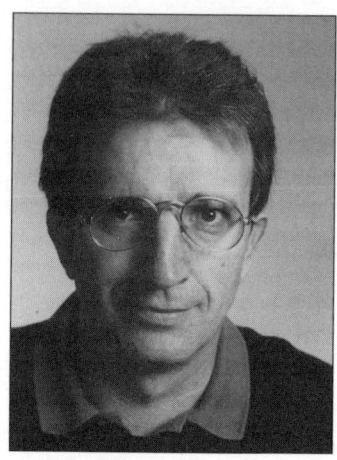

Der Kinderarzt:

„Kinder müssen ihren natürlichen Bewegungsdrang ausleben"

Bewegung tut Kindern gut, daran gibt es wohl keine Zweifel. Die Frage ist nur, wieviel Bewegung ist auch gesund?

Dr. Simon: Bewegung ist immer gesund, es sei denn, man übertreibt es. Ein guter Gradmesser dafür ist der Spaß der Kinder an der Bewegung. Solange es ihnen Freude macht, sich zu bewegen, so lange kann man es eigentlich auch nicht übertreiben. Alle Kinder – vom Baby- bis zum Schulalter – haben einen ganz natürlichen Bewegungsdrang. Es gibt natürlich auch Ausnahmen: Kinder, die sehr bequem sind, oder Kinder, die Übergewicht haben, das man nicht anders in den Griff bekommt – diese müssen ganz gezielt zur Bewegung angeleitet werden, auch wenn es ihnen keinen Spaß macht.

Auch Babys zwischen 0 und 12 Monaten können ja schon zur Bewegung angeleitet werden. Entwickeln sich Babys „besser", wenn man sich so mit ihnen beschäftigt?

Dr. Simon: Wenn wir dabei zum Beispiel von Babymassage oder dem Handling (in diesem Buch als „Schoßgymnastik" bezeichnet) ausgehen, so entwickeln sich Babys tatsächlich besser, wenn sich die Eltern auf diese Art und Weise mit ihnen beschäftigen. Die Bewegung ist dabei jedoch eher sekundär, die wichtigsten Impulse für eine gute Entwicklung gehen von dem intensiven Mutter-Kind-Kontakt (oder Vater-Kind-Kontakt) aus, der dabei aufgebaut wird. Die Eltern lernen ihr Kind zu „erfühlen", und das Baby genießt diesen Hautkontakt.

Haltungsschäden bei Kleinkindern geraten immer wieder in die Diskussion. Muß man sich schon bei einem Baby darüber Gedanken machen?

Dr. Simon: Bei einem gesunden Baby muß man sich keine Sorgen machen. Voraussetzung ist allerdings, daß die Eltern ihr Baby gut beobachten. Haltungsschäden können sich schon im Babyalter ankündigen, zum Beispiel immer dann, wenn die Kinder „einseitig" sind. Das heißt ganz einfach, wenn sie bei der Bewegung eine Körperseite bevorzugen, wenn sie immer schief im Bettchen liegen, wenn sie den Kopf einseitig schief halten oder sich nur in eine Richtung drehen wollen beziehungsweise können. Babys, die so „einseitig" veranlagt sind, entwickeln sich auch nicht so wie andere, gleichaltrige Kinder.

Eine gewisse Gefahr für Haltungsschäden geht allerdings auch für gesunde Babys von so beliebten Accessoires wie Baby-Hopsern oder dem sogenannten „Geh-frei" aus. Sie bringen das Baby in „Lagen" oder „Positionen", denen sie nach ihrer normalen Entwicklung noch nicht gewachsen sind. Man überfordert den Körper damit – und die Folge können dann später Haltungsschäden sein.

Bei Erwachsenen, die zum Beispiel Gymnastik machen, legt man ja Wert darauf, daß bestimmte Muskelpartien oder Körperteile gestärkt werden. Ist so etwas auch schon bei Babys nötig?

Dr. Simon: Der ganze Babykörper ist noch in der Entwicklung, das gilt auch für die Muskeln. Eine aufbauende oder stärkende Gymnastik ist also eigentlich nicht notwendig. Es sollten gezielte Bewegungen also sich nie nur auf bestimmte Muskelpartien oder Körperteile beschränken, sondern immer den ganzen Körper mit einbeziehen. In manchen Fällen kann es jedoch nötig sein, bestimmte Muskelgruppen gezielt zu unterstützen. Beispielsweise stellt man bei Babys, die immer nur auf dem Rücken liegen und schlafen, häufiger eine geschwächte Nacken- und Rückenmuskulatur fest. Bei diesen Kindern muß die Nacken- und Rückenmuskulatur gezielt unterstützt werden.

Es gibt eine Vielzahl von Möglichkeiten, Babys in Bewegung zu bringen. Immer wieder wird dabei auch das „Babyschwimmen" gelobt. Bringt es tatsächlich so viele Vorteile?

Dr. Simon: Babyschwimmen ist gut, keine Frage. Aber ob es wirklich so viele Vorteile für die Kinder bringt, ist allgemeingültig nicht bewiesen. Vielen Babys macht die Bewegung im Wasser Spaß – und wenn das so ist, beeinflußt das die Entwicklung der Kinder sicherlich auch positiv. Andere Babys haben schlicht Angst vor dem Wasser und können es auch überhaupt nicht genießen – für sie bringt Babyschwimmen sicherlich keine Vorteile. Wenn es also dem Baby Spaß macht – gut; wenn es keinen Spaß macht, sollte man es nie erzwingen.

Babyspeck gehört ja eigentlich zu jedem Kind, andererseits liest man immer mehr darüber, daß zu viele Kinder übergewichtig sind. Geht der sogenannte „Babyspeck" wirklich von alleine weg, oder gibt es auch Kinder, die ihn auf ewig behalten?

Dr. Simon: Babyspeck gehört wirklich mit dazu. Er wird vom vierten Monat bis zu dem Zeitpunkt, wo die Kinder mit dem Laufen anfangen, angesammelt und ist in diesem Zeitraum auch ganz wichtig für die Muskelentwicklung. Normalerweise verliert sich der „Babyspeck" mit dem Laufenlernen ganz von alleine. Andererseits gibt es auch Kinder, die ihre Speckröllchen behalten. Die Ursachen dafür können Veranlagung oder Fehlernährung sein. Es gibt eine Reihe von Kindern, die wirklich gerne und viel essen, wenn dann noch Süßigkeiten und andere „leere" Kalorien mit hinzukommen, werden oder bleiben Kinder dick.

Damit beginnt zumeist ein Kreislauf: Wer zuviel ißt, also eher dick ist, bewegt sich auch nicht mehr so gerne, weil es ihm ja schwerer fällt. Und so setzt das Kind fast zwangsläufig „Speck" an. Hier ist es sinnvoll, Kinder zur Bewegung zu animieren – zum Beispiel durch Herumtoben mit Mutter oder Vater.

Viele Eltern entwickeln einen ungeheuren Ehrgeiz, wenn es um das Laufenlernen der Kinder geht. Wann ist der richtige Zeitpunkt für das freie Laufen gekommen?

Dr. Simon: Jedes Kind entwickelt sich völlig unterschiedlich, und bei keiner Entwicklungsstufe gibt es so viele zeitliche Unterschiede wie beim Laufenlernen. Es gibt dabei kein „Zu früh" oder „Zu spät" – alles zwischen dem achten und zwanzigsten Monat ist normal. Den richtigen Zeitpunkt bestimmt das Kind selbst – wenn man da versucht zu fördern, kann es ganz schnell zum Überfordern kommen.

Manche Eltern klagen darüber, daß sich ihre Kinder zuwenig bewegen, sich lieber bedienen lassen, als sich selbst zu holen, was sie wollen. Gibt es faule Babys?

Dr. Simon: In der Tat gibt es faule Babys – und gar nicht so selten. Sie machen sich das Leben gerne angenehm, genießen die Pascharolle, die sie spielen dürfen, und lassen sich von den Eltern regelrecht bedienen. Sie lernen in der Regel sehr schnell sitzen, aber krabbeln oder laufen wollen sie nicht. Dafür gibt es eine Reihe möglicher Ursachen: Zum einen kann es schlicht und einfach Veranlagung sein. Sind auch die Eltern nicht sehr aktiv, können sie nicht unbedingt erwarten, ein sehr aktives Baby zu haben. Andererseits sind auch die Eltern ein Stück weit selbst mit daran schuld. Als die Babys noch sehr klein waren, haben sie den Kleinen alles zugetragen, sie herumgeschleppt und beschäftigt. Für das Baby sehr angenehm, eine Situation, an die es sich gewöhnen kann. Warum sollten sie sich also bewegen, wenn ihnen doch jeder Wunsch von den Augen abgelesen wird.

Zur Entwicklung einer gesunden Neugier und eines natürlichen Bewegungsdrangs gehört es auch, daß man sich nicht ständig mit den

Babys beschäftigt, sondern ihnen Gelegenheit zur Langeweile gibt. Nur Kinder, die Langeweile kennengelernt haben, entdecken ihre Fähigkeiten und die Lust an der Bewegung. Schließlich erweitern sie ja dadurch ihren Horizont und ihren Aktionsradius – ihnen ist garantiert nicht mehr langweilig. Also kein Plädoyer dafür, die Babys zu vernachlässigen, sondern nur, ihnen Gelegenheit zu geben, ihre Welt selbst zu entdecken.

Es gibt natürlich auch das andere Extrem – Eltern, denen ihr Kind zu aktiv erscheint. Warum können manche Kinder denn nicht stillsitzen?

Dr. Simon: Oft sind es nur die Erwachsenen, die ein Kind als zu aktiv einschätzen, wobei die Kinder doch nur ihren natürlichen Bewegungsdrang ausleben – und das ist gut so. Wie bei den Großen, so gibt es auch bei den Kleinen schon ganz unterschiedliche Temperamente, und manche Eltern kommen da einfach nicht mit. Das Stillsitzen ist für normal-aktive Kinder eine Qual, die Eltern sollten dankbar sein, daß sich ihr Kind gerne und viel bewegt – andersherum wäre es doch schrecklich.

So schön Bewegung auch ist, aber in einem gewissen Alter – so zwischen einem und drei Jahren – möchten viele Eltern am liebsten gar nicht hinsehen, wenn ihr Kind so richtig tobt. Warum haben Kinder so viel Spaß am Risiko?

Dr. Simon: Kinder in diesem Alter kennen keine Gefahr und kein Risiko. Sie sind gerade dabei, das dreidimensionale Bewegen (also Gleichgewicht und Koordination) zu erleben und auszutesten. Dabei kommt es natürlich und zwangsläufig zu brenzligen Situationen – und manchmal auch zu Verletzungen. Aber es ist auch so wichtig, daß Kinder ihre Grenzen selbst ausloten und dadurch mehr Sicherheit in ihren Bewegungen gewinnen.

Gleichgewichtssinn und motorische Fähigkeiten entwickeln sich bei Kleinkindern zunächst ganz automatisch. Sollte man diese Komponenten gezielt fördern?

Dr. Simon: Auf alle Fälle sollte man bei Kleinkindern schon motorische Fähigkeiten, Körperkoordination oder Gleichgewichtssinn fördern. Dabei geht es nicht so sehr um die Fähigkeit an sich wie um das Selbstvertrauen, das die Kinder dadurch gewinnen können. Es hilft ihnen, Angst abzubauen und auf die eigenen Fähigkeiten zu vertrauen. Es sind dabei oft die kleinen Dinge, die die größten Effekte erzielen. Machen Sie Ihrem Kind Mut, auf einem Baumstamm zu balancieren – es wird stolz darauf sein. Kaufen Sie ihm kein Fahrrad mit Stützrädern, sondern zuerst einen Roller. Damit schult es seinen Gleichgewichtssinn so intensiv, daß Sie sich die Stützräder beim Fahrrad schenken können.

Wie schon gesagt, die Kinder zwischen einem und drei Jahren sind ja ständig in Aktion. Kann man sie in diesem Alter überhaupt zu einer gezielten Bewegung bringen?

Dr. Simon: Bis zum dritten Lebensjahr ist an eine selbständige Gymnastik oder an Turnen gar nicht zu denken. Für gezielte Bewegung kann man jedoch drei Faktoren mit ins Spiel bringen:

1. die Nachahmungsfreude der Kinder,

2. die Neugier, vor allem auch auf Spielzeuge und was man damit machen kann,

3. den Spaß am Herumtoben mit den Eltern.

Über diese drei „Umwege" gelingt es doch, die Kleinen zu bestimmten Bewegungen zu animieren.

Im Kindergarten gehört Turnen dann zum Programm. Was soll dadurch erreicht werden?

Dr. Simon: Das Erlernen von bestimmten Bewegungsabläufen sollte dabei nicht im Vordergrund stehen. Es geht vielmehr darum, eine gewisse „Disziplinierung" zu erreichen. Das heißt ganz einfach, daß sich die Kinder ja bisher „spontan" bewegt haben; jetzt müssen sie auch lernen, vorgegebene Bewegungen kontrolliert nachzuvollziehen. Dadurch lernen sie ihren Körper und ihre Fähigkeiten noch besser kennen. Und natürlich ist das Turnen im Kindergarten ein Beitrag zur sozialen Entwicklung.

Wenn man sich den „Stundenplan" so mancher Vorschulkinder anschaut, wird einem schwindelig. Schwimmen, Ballettstunde oder Fußball-Training, Reiten und so weiter, viele Eltern halten ihre Kinder ganz schön auf Trab. Brauchen Kinder so viel Training?

Dr. Simon: Sportliche Ambitionen und ein gesunder Ehrgeiz sind gut und schön, aber in der Tat wird hier so manches übertrieben – und zwar von beiden Seiten. Es gibt ehrgeizige Eltern und auch immer mehr ehrgeizige Kinder. Beide Seiten müssen dabei vernünftig werden – die Eltern vor allem, indem sie ihren eigenen Ehrgeiz mal kritisch unter die Lupe nehmen und sich klarmachen, daß sie ihren Kindern nicht jeden Wunsch erfüllen müssen. Wenn man Kindern solch ein Programm auferlegt oder auch erlaubt, hindert man sie automatisch am freien Spiel. Und dabei wird der Körper dadurch mindestens genauso gut geschult wie durch manches Trainingsprogramm.

Untersuchungen stempeln die Kindergartenkinder von heute zu Bewegungsanalphabeten ab. Ist das übertrieben?

Dr. Simon: Spontan würde ich sagen, ja, das ist übertrieben, denn Kinder können von Natur aus keine Bewegungsanalphabeten sein, dagegen spricht ihr natürlicher Bewegungsdrang. Andererseits werden viele Kinder heute zu Bewegungsanalphabeten gemacht. Viel zuviel Zeit verbringen sie vor dem Fernseher oder mit dem Videospiel, räumliche Enge fördert noch dazu die Inaktivität bei Kindern und bei Eltern. Die Folgen des Bewegungsmangels sind übergewichtige Kinder, die häufiger krank werden und deren motorische Fähigkeiten nicht weiterentwickelt werden. Ein Umdenken bei den Eltern ist nötig, damit die Kinder ihren natürlichen Bewegungsdrang nicht verlieren.

Wer an mehr Bewegung denkt, denkt automatisch auch an Sport. Ist das für Kinder der richtige Ausgleich?

Dr. Simon: Mit Einschränkungen, ja. Schwimmen, Radfahren, Fußball spielen oder Ballettunterricht – das alles sind zum Beispiel
sinnvolle Sportarten für Kinder. Man sollte aber immer die Kinder
entscheiden lassen, was sie ausprobieren wollen – und nie etwas erzwingen.

*Kinder sind schnell für etwas zu begeistern – und vielen Eltern fällt
es schwer, nein zu sagen. Man will die Kinder fördern und überfordert sie doch oft genug. Wo liegen die Grenzen?*

Dr. Simon: Eine ganz klare Grenze zieht jedes Kind, wenn es sagt:
„Ich will das nicht." Diese Aussage sollte man immer respektieren.
Aber Kinder kennen oft ihre eigenen Grenzen nicht so genau – und
für die Eltern ist es oft schwer, diese Grenze zwischen Fördern und
Überfordern auszumachen. Vielleicht sollte man sich öfter mal
überlegen, ob es jetzt elterlicher Ehrgeiz und Stolz ist oder ob das
Kind mit genausoviel Enthusiasmus bei der Sache ist, wenn es darum geht, bestimmte Fähigkeiten zu perfektionieren (zum Beispiel
das Radfahren) oder einen Sport zu erlernen.

*Bewegung tut den Kindern gut. Es bringt gesundheitliche Vorteile,
und in der Regel macht es den Kindern auch Spaß, sich zu bewegen.
Gibt es noch andere Vorteile?*

Dr. Simon: Behauptungen, daß dadurch zum Beispiel Unfällen im
Kindesalter vorgebeugt werden könnte, halte ich für zweifelhaft.
Ein Buch in dieser Art kann aber natürlich helfen, Eltern sinnvolle
Ideen an die Hand zu geben, was an Bewegung möglich ist. Vor allen Dingen Väter haben manchmal etwas „Berührungsängste",
wenn sie mit den Babys und Kleinkindern schmusen oder herumtollen wollen. Aber gerade diesen spielerischen Körperkontakt brauchen die Kinder.

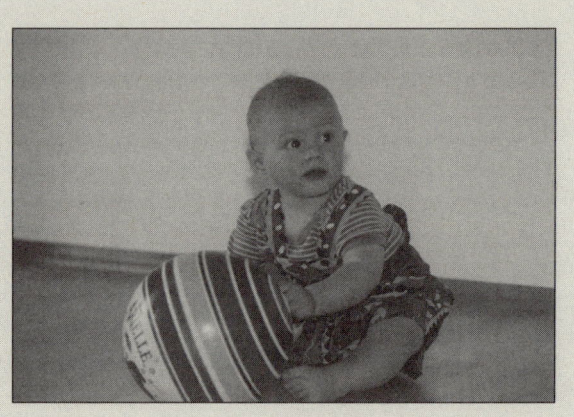

Früh-Sport

Die richtige Bewegung für Babys
bis zum ersten Lebensjahr

Mit Bewegung haben Babys keine Probleme.
Sie strampeln in der Wiege, rollen sich durchs
Zimmer, robben an ihr Ziel, setzen sich von ganz
alleine hin, krabbeln auf allen vieren mit
unbeschreiblicher Geschwindigkeit, und schließlich
ziehen sie sich nach oben, wollen stehen, um eines
Tages loszulaufen. Eine rasante Entwicklung
in nur knapp zwölf Monaten.
Brauchen Babys da noch Fitneß?
Oh ja, denn Körper und Seele brauchen
Streicheleinheiten, um sich optimal zu entwickeln.
Zuerst sind es ganz sanfte Reize, die durch eine zarte
Schoßgymnastik oder Babymassage vermittelt werden.
Dann ist es die Babygymnastik und das Baby-
schwimmen, mit denen man den Kleinen ihre
Fähigkeiten zeigen kann. Und schließlich werden die
Babys auch immer anspruchsvoller – dann sind die
Eltern mit gefordert –, um beim Schmusen und Toben
alle Sinne zu aktivieren. „Früh-Sport" ist für Babys
und Eltern ein bewegendes Erlebnis.

Die Entwicklung des Babys im ersten Lebensjahr

Von der Geburt bis zum zwölften Monat – das ist wohl der span-
nendste Lebensabschnitt für jedes Kind. In dieser doch relativ kurzen
Zeit entwickelt sich das scheinbar „hilflose" Menschenkind zu einem
äußerst aktiven kleinen Wesen. Bedenkt man, daß ein Baby im ersten
Monat noch nicht einmal den Kopf selbständig anheben kann und
doch zwölf Monate später schon auf eigenen Füßen steht, so kann
man es wohl zu Recht eine „rasante" Entwicklung nennen.

Bevor man nun daran geht, sein Kind bei dieser Entwicklung aktiv
zu unterstützen, muß man genau wissen, in welchem Entwicklungs-
stadium sich ein Kind gerade befindet. Es gibt durchaus Erfahrungswerte, was Babys in welchem Lebensmonat können sollten. Aber jedes Baby ist bereits eine kleine, eigenständige Persönlichkeit, und
somit läuft die Entwicklung von gleich alten Kindern nicht unbedingt zeitgleich ab. Geraten Sie also nicht in Panik, wenn Ihr Baby
sich beim Robben, Krabbeln, Sitzen oder Laufen Zeit läßt. Ehrgeiz
ist hier völlig falsch am Platz!

Auch wenn die Entwicklung im ersten Lebensjahr so unterschiedlich
ablaufen kann, ist es doch wichtig, diesem Kapitel eine Zusammen-
stellung der wichtigsten Entwicklungsschritte voranzustellen. Im
wesentlichen geht es dabei um die motorischen Fähigkeiten des Babys. Hier können Sie nachschlagen und -lesen, ob Ihr Baby für die
im Anschluß vorgestellten Bewegungsübungen schon bereit ist oder
ob Sie es damit noch überfordern würden.

Der 1. Monat

Im ersten Monat sind Babys noch ziemlich „verschlossen" – Arme
und Beine sind zumeist angewinkelt, die Händchen zu Fäusten geballt, sie haben noch die Beugehaltung, wie sie sie im Mutterleib ein-
genommen hatten. Das Köpfchen ist jetzt noch Babys Haupt-Sache:
Es macht etwa ein Drittel des gesamten Körpergewichts aus, und
deshalb wird verständlich, warum es so schwer ist, diesen Kopf

selbständig anzuheben. Trotzdem sind auch schon die ganz Kleinen fähig, wenn sie auf dem Bauch liegen, den Kopf auf eine Seite zu drehen, so daß eine ungehinderte Atmung möglich ist. Weil der Kopf noch so schwer ist und Babys Muskeln noch zu schwach sind, ihn zu halten, muß der Kopf beim Aufnehmen des Babys unbedingt gestützt werden.

Die Bewegungen eines Neugeborenen sind noch überwiegend von Reflexen bestimmt. Halten Sie beispielsweise ein Baby unter den Achseln hoch, kommt das Kind auf den Füßchen zu stehen. Aber das Baby kann noch nicht stehen, durch die Haltung unter den Achseln wird lediglich der Streck-Reflex der Beine aktiviert. Ein anderes Beispiel: Viele Eltern kitzeln die Babys an den Fußsohlen, das Kind wird reflexartig die Zehen einkrümmen, nicht etwa, weil es kitzelig ist, sondern weil die Eltern dadurch einen Reflex ausgelöst haben. Besser wäre es da zum Beispiel, den Fußrücken und die Unterschenkel des Kindes zu streicheln. Diese und viele andere Reflexe werden oft von den Eltern unbewußt ausgelöst, man sollte sie als Laie jedoch nie bewußt aktivieren.

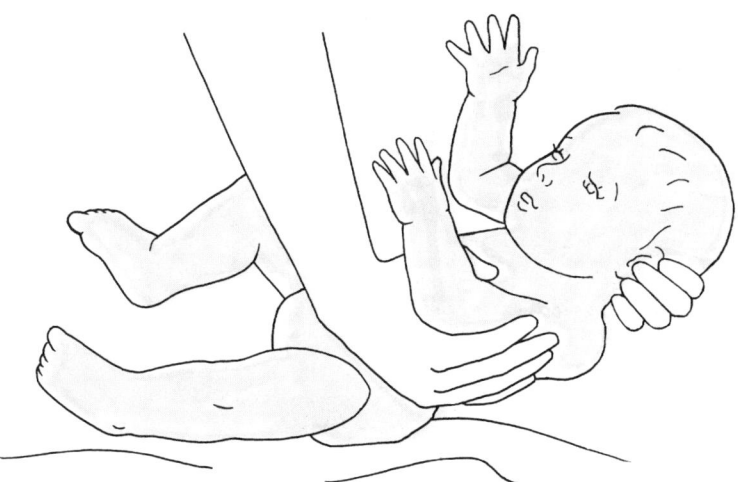

Beim Hochheben eines Neugeborenen muß immer der Kopf gestützt werden

Der 2. Monat

Die Beugehaltung des Körpers wird nun immer wieder – vor allem in der Bauchlage – durch kurzzeitige Streckung des Körpers unterbrochen. Das Kind beginnt, sich mit den Unterarmen abzustützen, und es gelingt ihm sogar, das Köpfchen kurzfristig anzuheben. Das ist eine Riesenleistung, wenn man sich vor Augen führt, daß das etwa dem entsprechen würde, wenn ein Erwachsener versucht, seinen Kopf mit einem zwanzig Kilogramm schweren Hut aus der Bauchlage heraus anzuheben.

Die Ärmchen des Babys sind noch zumeist angewinkelt und die Händchen zu Fäusten geballt. Nur manchmal werden sie geöffnet, um beispielsweise einen Gegenstand zu umklammern.

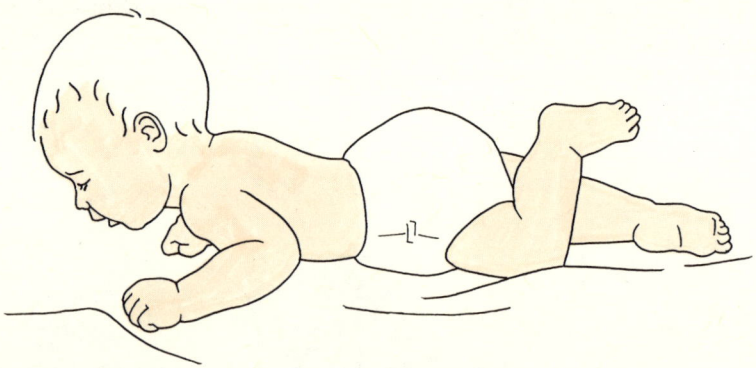

Für einige Augenblicke kann das Baby den Kopf schon im 45-Grad-Winkel anheben

Der 3. Monat

Die gebeugte Körperhaltung wird nun immer häufiger von einer Streckung abgelöst. Das Baby kann sich in der Rückenlage schon nach links und rechts drehen, der Kopf bleibt dabei jedoch in seiner Position.

Liegt das Baby auf dem Bauch, kann es sich ganz gut mit den Ärmchen abstützen und dabei den Kopf anheben. Auch die Hände werden jetzt immer interessanter: Sie sind nicht mehr ständig zur Faust geballt, Gegenstände werden gegriffen, die Finger betrachtet und mit Vorliebe in den Mund gesteckt.

Zieht man das Kind aus der Rückenlage hoch, hilft das Baby schon ganz gut mit (die Arme sind angewinkelt), der Kopf wird dabei meist in einer Linie mit dem Körper gehalten. Zwar ist die Kopfhaltung noch nicht sicher, aber der Kopf fällt nicht mehr so unkontrolliert nach vorne oder hinten weg. Auch der Gleichgewichtssinn wird allmählich stabiler.

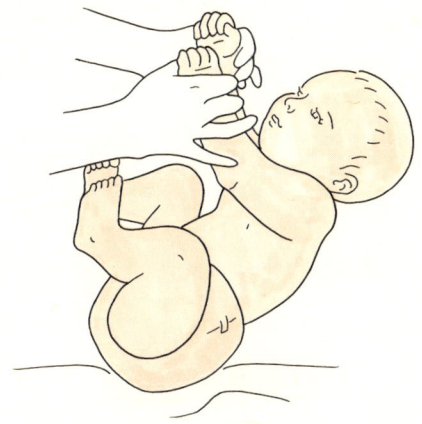

Beim Hochziehen hält das Baby jetzt den Kopf in einer Linie zum Körper

Der 4. Monat

In der Rückenlage kann sich das Baby schon gut nach beiden Seiten drehen, die Hände werden immer häufiger zur Körpermitte gebracht

und ausführlich betrachtet. Gegenstände werden nun generell mit
dem Mund erkundet – schließlich ist das für das Baby noch das in-
tensivste Sinnesorgan.

Liegt das Baby auf dem Bauch, so kann es den Kopf schon bis zu 90
Grad anheben, und es stützt sich dabei mit den Unterarmen sicher
ab. Auch beim Hochziehen aus der Rückenlage klappt die Kopfkontrolle immer besser.

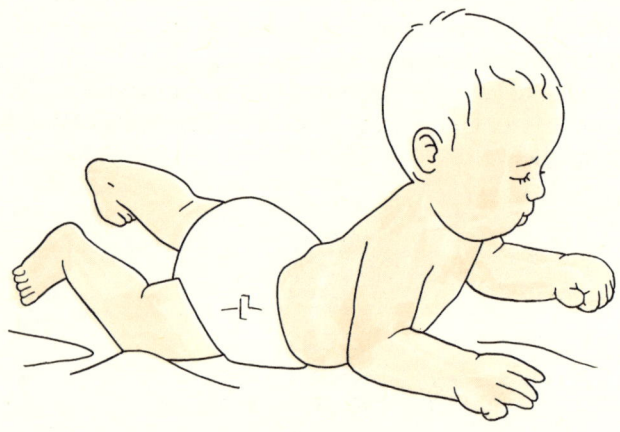

Wenn das Baby auf dem Bauch liegt, kann es sich schon gut und sicher abstützen

Der 5. Monat

Babys Welt beginnt sich nun zu drehen – meist klappt es anfangs
besser, sich vom Bauch auf den Rücken zu drehen, aber auch umgekehrt gelingt es schon ab und an. Mit der Kopfkontrolle haben Babys
nun wenig Probleme – ob aus der Bauchlage oder beim Hochziehen
aus der Rückenlage, der Kopf schwankt nur noch selten. In diesem
Alter werden auch die Füße neu entdeckt – und in den Mund gesteckt. Der Rücken ist zwar noch nicht stabil, aber die ersten Ansätze zum Sitzen sind schon erkennbar. Manchmal stemmt das Kind in

39

der Rückenlage die Beinchen so fest gegen die Unterlage, daß der Po angehoben wird. Liegt das Baby auf dem Bauch, macht es „Schwimm-Bewegungen", das heißt, Beinchen und Ärmchen werden gleichzeitig von der Unterlage abgehoben und weggestreckt.

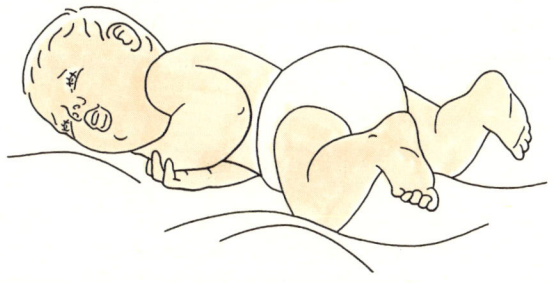

Die meisten Babys können sich jetzt vom Bauch auf den Rücken drehen

Der 6. Monat

Mit einem halben Jahr werden Babys mobil – jedes findet eine Art und Weise, sich vorwärtszubewegen. Einige Babys haben das Dre-

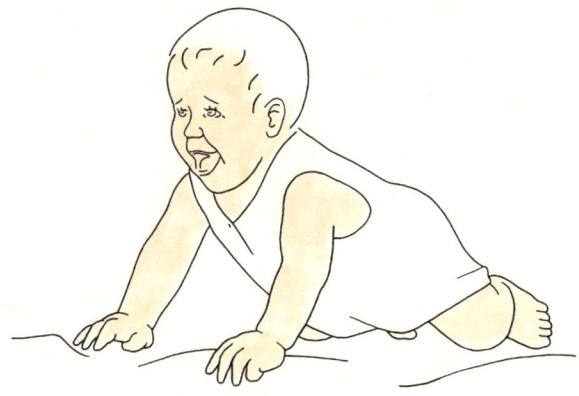

Noch etwas unbeholfen fangen Babys jetzt an zu kriechen

hen soweit perfektioniert, daß sie sich rollend vorwärtsbewegen. Andere wiederum robben oder rutschen auf dem Po, wieder andere beginnen unsicher zu kriechen.

Ob auf dem Rücken oder Bauch, die Babys suchen sich nun ihre Lieblingsposition selbst aus. Auch für kurzes Sitzen reicht schon die Kraft. Wenn man das Kind zum Stand hochzieht, beugt und streckt es abwechselnd die Knie – es kommt zu einer Wipp-Bewegung.

Der 7. Monat

Seine Bewegungen hat das Baby jetzt schon recht gut im Griff. Es kann sich drehen und wenden, signalisiert durch Anheben der Ärmchen und des Kopfes, daß es hochgehoben werden will, und stützt sich in der Bauchlage nur mit einem Unterarm ab, um mit der anderen Hand zum Beispiel nach einem Spielzeug zu greifen. Es reicht zwar noch nicht zum Krabbeln (Vierfüßler), aber das Baby erreicht alle Ziele, die es anpeilt.

Auch wenn das Sitzen noch nicht perfekt ist (der Rücken ist dabei rund und nicht gestreckt), so wird es doch immer mutiger. Stellt man

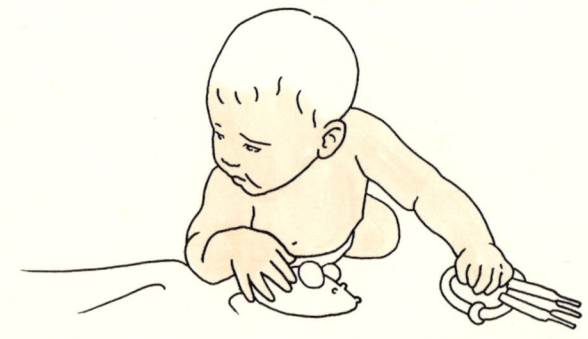

Gespielt wird auf dem Bauch – mit beiden Händen greift das Baby nach Gegenständen

es auf die Füßchen, federt es mit den Beinchen auf und ab. Auch der Gleichgewichtssinn ist so weit entwickelt, daß es seine Lage auszugleichen versucht, wenn es aus dem Gleichgewicht gerät.

Der 8. Monat

Das Baby wird jetzt immer selbständiger. Liegt es auf dem Bauch, so zieht es manchmal die Beinchen so an, daß eine unsichere Krabbelbewegung in Gang kommt. Durch Abstützen mit den Händen kann sich das Kind allmählich auch selbst über die Seite zum Sitzen hochbringen. Beim Sitzen ist der Rücken gerade, und das Baby dreht sich nach allen Seiten.

Faßt man das Kind an den Armen, so kann es von alleine auf die Beine kommen, es steht jedoch noch sehr unsicher. Der Gleichgewichtssinn wird immer besser, und auch den Körper hat das Baby schon gut unter Kontrolle.

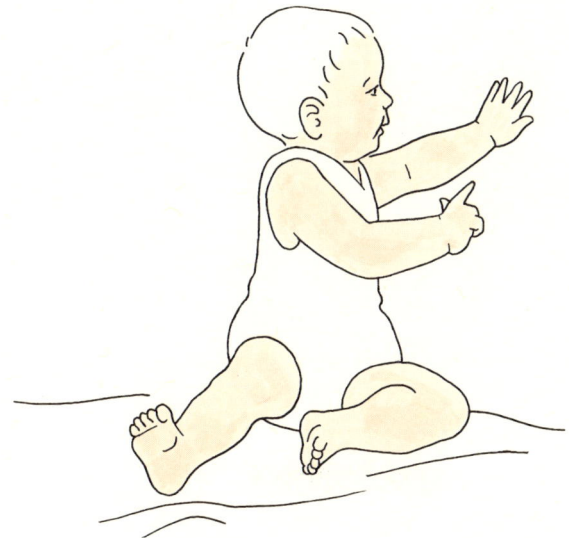

Das Baby kann sich jetzt schon alleine aufsetzen und sich so umdrehen

Der 9. Monat

Von der Bauchlage zum Sitzen und vom Sitzen in den Vierfüßlerstand – das alles ist für das Baby jetzt kaum noch ein Problem. Der
Gleichgewichtssinn im Liegen und Sitzen ist jetzt schon gut entwickelt; kommt es auf alle viere, macht es jedoch noch etwas unsichere, stoßartige Krabbelbewegungen.

Zusätzlich entdeckt das Baby jetzt noch eine weitere „Position": Es
zieht sich vom Sitzen oder vom Vierfüßler auch an Gegenständen
oder Möbelstücken hoch und steht eine Weile. Manchmal hangelt es
sich auch so an Dingen entlang.

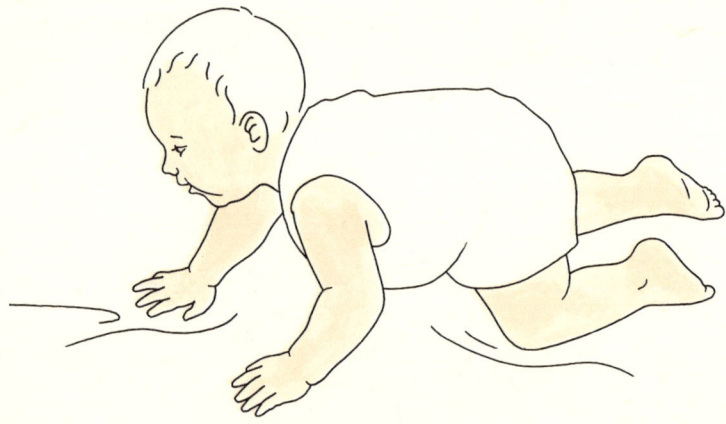

*Jetzt ist das Baby schon auf allen vieren, die Krabbelbewegungen sind aber noch
ruckartig und unsicher*

Der 10. Monat

Das Baby kann jetzt meist schon sicher und vor allem schnell krabbeln. Es kommt aus dem Sitzen spielend in den Vierfüßlerstand und

versucht sich mit dem Stehen. Zumeist sucht es dabei noch Halt an Möbelstücken oder ähnlichem, an denen es sich auch entlangbewegt. Ab und zu versucht das Kind jetzt auch die Hände beim Stehen loszulassen.

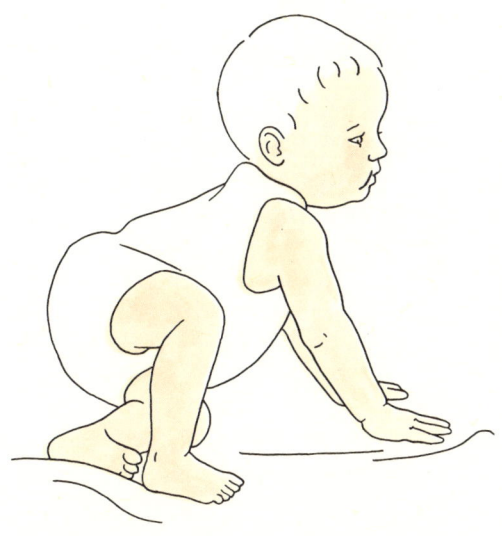

Diese Übung heißt „Aufstehen": Das Baby versucht sich aufzurichten

Der 11. und 12. Monat

Sitzen, Krabbeln, Stehen – für das knapp einjährige Kind ist das kein Problem mehr. Viele Babys fangen jetzt allmählich auch an, einige Schritte zu machen, sie brauchen aber dafür noch die Unterstützung von Erwachsenen. Der Gleichgewichtssinn ist jetzt schon relativ gut ausgebildet, und auch die Körperkoordination wird besser. So können sich die Kinder in diesem Alter zum Beispiel an einem Möbelstück mit einer Hand festhalten und im Bücken mit der anderen Hand nach einem Gegenstand greifen.

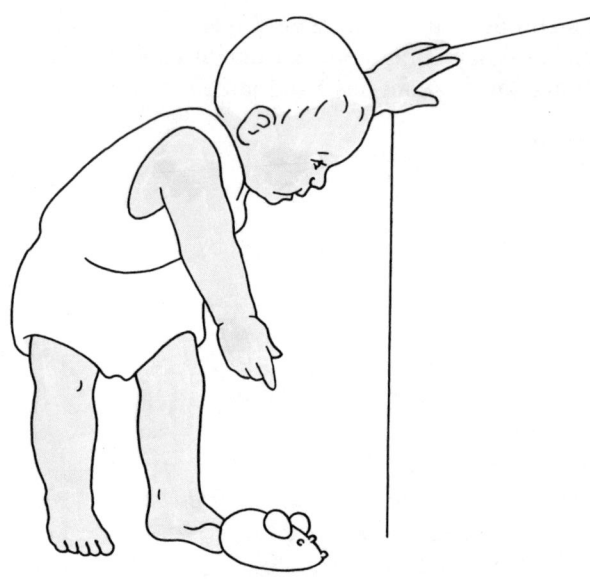

Auch Bücken will gelernt sein: Noch hält sich das Kind dabei mit einer Hand fest, wenn es mit der anderen nach einem Gegenstand greift

Schoßgymnastik

Wenn Babys noch ganz klein sind, traut man sich kaum, sie anzufassen. Viele Erwachsene haben Angst, sie könnten durch einen falschen Handgriff am Baby etwas „kaputtmachen". Diese Ängste haben übrigens auch viele junge Eltern, vor allem beim ersten Baby. Wie gehe ich richtig mit dem Kind um? Wie halte ich es? Wie trage ich es? Wie lege ich es am besten ins Bettchen? Tausend Fragen stellen sich die jungen Eltern jeden Tag – und doch bleibt fast keine Zeit, darüber nachzudenken, denn das Baby muß ständig versorgt werden.

In der krankengymnastischen Praxis wurde dazu das „Handling" entwickelt. Handling bedeutet übersetzt eigentlich nichts weiter als „hantieren" oder „eine Sache in den Griff kriegen". In bezug auf den Kontakt zwischen Mutter und Kind oder Vater und Kind verbirgt sich hinter diesem Begriff aber noch weitaus mehr. Handling ist eine Art und Weise, wie man das tägliche Versorgen des Kindes mit einem steten Körperkontakt verbinden kann. Das Kind wird nicht zum „Mittelpunkt" gemacht (nach dem Motto: Wenn ich das Kind auf dem Arm habe, kann ich nichts anderes mehr tun), sondern nimmt teil an allem, was die Mutter (der Vater) macht, und an ihren (seinen) Bewegungen.

Durch Handling kann man Gefühle vermitteln und auf Gefühle reagieren, die Kommunikation zwischen Mutter (oder Vater) und Kind bedarf keiner Worte mehr. Außerdem gibt man durch den ständigen Körperkontakt immer neue Bewegungsmuster vor, durch die das Kind seinen eigenen Körper erfährt und seine Fähigkeiten weiterentwickelt. Und letztendlich ist Handling auch Zärtlichkeit pur – und die brauchen Babys, um sich prächtig zu entwickeln.

Was „Handling" mit der „Schoßgymnastik" zu tun hat

Das „Handling" ist die Basis und der Ursprung der hier gezeigten „Schoßgymnastik". Die auf den nächsten Seiten vorgestellten Übungen haben alle etwas mit dem Handling zu tun, nur daß sie sich eben auf die Bewegungsabläufe, die beim Baby möglich sind, beschränken. Bei der normalen Handling-Methode geht es aber eben nicht nur um die Bewegung, sondern man lernt dabei auch beispielsweise, das Baby auf dem Schoß zu wickeln und anzuziehen.

Wie man „Schoßgymnastik" richtig macht

Vielen jungen Eltern werden die im folgenden gezeigten Übungen vielleicht etwas wagemutig erscheinen. Aber keine Angst, das Baby wird Ihnen sicher nicht vom Schoß fallen. Die folgenden acht Übungen sind so aufeinander aufgebaut, daß sie fließend ineinander übergehen können und auch entwicklungsmäßig dem Alter angepaßt sind. Also kann man Übung 1 schon mit ganz jungen Babys machen und dann nach und nach ausbauen. So können alle acht Übungen im Laufe eines halben Jahres durchgeführt und perfektioniert werden.

Wenn Sie sich nicht sicher sind, welche Übungen für welches Babyalter passend sind, lesen Sie im ersten Teil dieses Kapitels über die Entwicklungsschritte im ersten Lebensjahr nach. Natürlich kann man auch, wenn die Babys schon etwas älter sind, nur einzelne Aspekte herausgreifen. Lesen Sie sich die Übungsbeschreibungen sorgsam durch, und studieren Sie die dazugehörigen Zeichnungen. Wenn Sie sich mit einer Übung bei Ihrem Baby sicher fühlen, nehmen Sie eine weitere in Ihr Repertoire auf. Schon bald werden Sie die Bewegungen ganz automatisch – wo immer Sie gerade sind – anwenden. Bis Sie jedoch soweit sind, üben Sie mit dem Kind jeden Tag fünf bis zehn Minuten lang.

Sie sollten nur anfangs darauf achten, daß das Baby weder zu müde noch zu hungrig ist; wenn es gerade eine Mahlzeit bekommen hat, warten Sie noch eine halbe Stunde. Auf alle Fälle sollten auch Sie in dieser Phase gerade ruhig und entspannt sein.

So wird es gemacht:

Sie sitzen bei der Schoß-Gymnastik grundsätzlich auf einem stabilen Hocker. Dies gilt für alle folgenden Übungen.

1. Übung

Setzen Sie sich bequem hin, und strecken Sie ein Bein nach unten weg, das andere Bein ist angewinkelt. Kopf und Oberkörper des Babys liegen auf dem Oberschenkel Ihres angewinkelten Beines; die Ärmchen hängen, frei zur Bewegung, über diesem Oberschenkel, die Beinchen ruhen auf dem Oberschenkel des ausgestreckten Beins. Legen Sie nun eine Hand auf die Ferse (des Ihnen zugewandten Beinchens), so daß das andere Beinchen (das Ihnen abgewendet ist) Beugefreiraum hat. Formen Sie Ihre andere Hand zur „hohlen" Hand (kelchförmig), und klopfen Sie sanft auf Babys Bauch.

Unruhige Kinder beruhigen sich dadurch schnell. Die Übung hilft auch bei Blähungen.

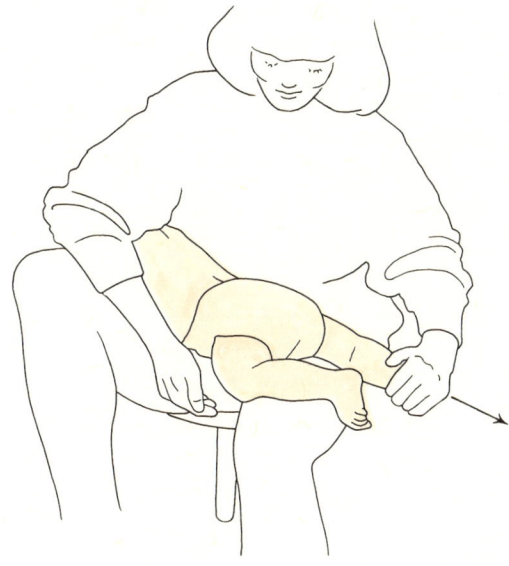

2. Übung

Übung 1 ist auch die Ausgangsstellung für die zweite Übung der Schoßgymnastik: Nehmen Sie den Arm, der bisher die Ferse hielt, und führen Sie ihn zwischen die Beinchen des Babys an dessen Bauch. Mit der anderen Hand nehmen Sie das Kind unter den Achseln auf. Sie brauchen keine Angst zu haben, daß das Kind Ihnen dabei herunterfällt. Versuchen Sie nun Ihre Arme übereinanderzuschieben. Während dieser Übung ruht das Kind mit seiner Hüfte auf Ihrem Schoß. Sicherlich werden Sie das Kind anfangs noch verkrampft umarmen, aber je sicherer Sie werden, desto mehr Freiheit geben Ihre Arme dem Kind.

Durch diesen Bewegungsablauf kommt das Kind vom Bauch über die Seite mit einer Drehung der Wirbelsäule fast schon zum Sitzen. Gefördert wird dadurch die schräge Muskulatur.

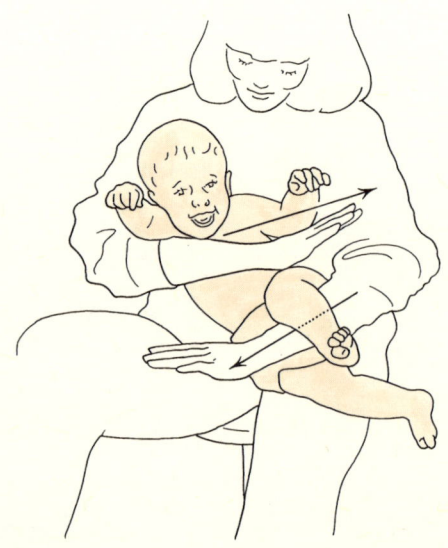

3. Übung

Ihre Beine haben immer noch die gleiche Haltung wie bei Übung 1, bringen Sie nur jetzt die Oberschenkel näher zusammen, so daß sich eine Art Treppe bildet. Das Kind liegt auf dem Bauch. Bringen Sie nun mit einer Hand das (abgewandte) Bein sanft in die Beugung, und halten Sie das andere (Ihnen zugewandte) Bein in einer leichten Streckung. Das Kind liegt nun in der Amphibienstellung. Mit Ihrer anderen Hand formen Sie wieder eine „hohle" Hand und klopfen damit sanft an der Wirbelsäule auf und ab. Sie können auch mit der ganzen Handfläche über den Rücken streichen.

Ihr Baby wird munter, wenn Sie mit der Hand vom Kopf über den Rücken hinunter zum Po streichen; Ihr Baby beruhigt sich, wenn Sie mit der Hand vom Po über den Rücken zum Kopf streichen. Die Rückenmuskulatur spannt sich dabei, das Baby lernt Körperkoordination und leistet damit auch wertvolle Vorarbeit fürs selbständige Drehen und für den Vierfüßlerstand.

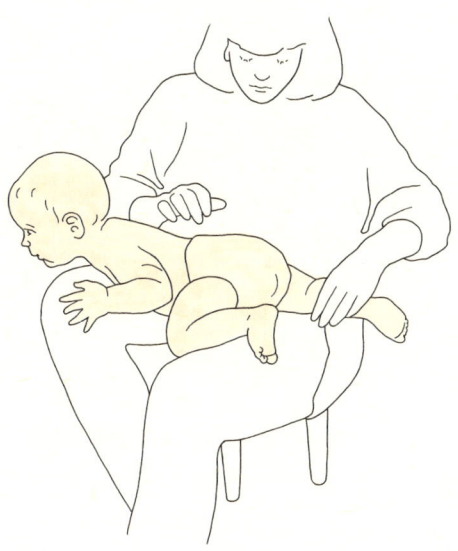

4. Übung

Aus Übung 3 geht dieser Bewegungsablauf hervor: Das Baby stützt sich bei der vorhergehenden Übung automatisch mit den Ellbogen auf dem Oberschenkel ab. Führen Sie mit einer Hand nun ein Händchen des Babys zum Abstützen auf Ihren Oberschenkel, die andere Hand wird automatisch folgen. Das Kind kommt dabei auf die Knie, Sie halten gleichzeitig die Fersen des Kindes, damit es nicht abrutscht. Als Erweiterung dieser Übung können Sie auch ein Füßchen des Kindes auf dem Knie Ihres gestreckten Beins aufstellen (Ein-Bein-Knie-Stand); das Kind wird sich dann zu Ihnen hindrehen und sich an Ihrer Kleidung zum Stand hochziehen.

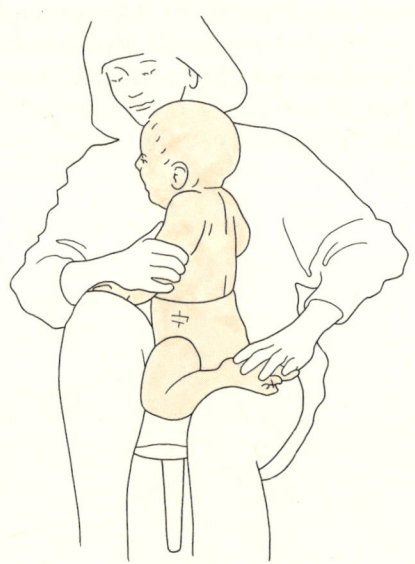

Diese Übung stärkt die Rückenmuskulatur und fördert das selbständige Aufrichten des Kindes.

Wichtig

Wenn Sie die Hand des Babys zum Abstützen auf Ihren Oberschenkel führen und die andere Babyhand nicht von selbst dieser Bewegung folgt, bleiben Sie bitte bei Übung 3.

5. Übung

Sie sitzen wieder mit einem gebeugten und einem gestreckten Bein da (siehe Übung 1). Das Baby liegt auf dem Bauch vor Ihnen, und zwar so, daß Babys Beine um Ihre Hüften geschlungen sind und Babys Arme auf Ihren Knien liegen. Wechseln Sie nun die Beinstellung, so daß Ihr gestrecktes Bein gebeugt ist und das vorher gebeug-

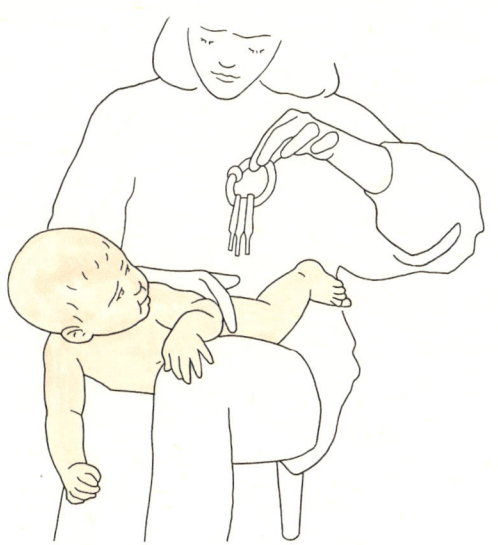

te Bein gestreckt wird. Dadurch schaukeln Sie das Kind hin und her. Da das Kind versucht, diese Bewegung auszugleichen, wird sich ein Arm strecken und der andere zum Abstützen beugen. Zeigen Sie dem Kind auf der Seite des gebeugten Ärmchens ein interessantes Spielzeug; das Baby wird versuchen, danach zu greifen, und sich gleichzeitig mit der gestreckten Hand abstützen.

Diese Übung stärkt die Rückenmuskulatur und unterstützt den Krabbeleffekt.

6. Übung

Das Kind hat die gleiche Position wie bei Übung 5, es liegt mit dem Bauch auf Ihren Oberschenkeln. Halten Sie das Kind jetzt mit beiden Händen am Becken fest, und heben Sie Ihre Oberschenkel langsam an. Gleichzeitig ziehen Sie das Kind am Becken zu sich heran. Die Beine, die vorher um Ihre Hüften geschlungen waren, hängen nun

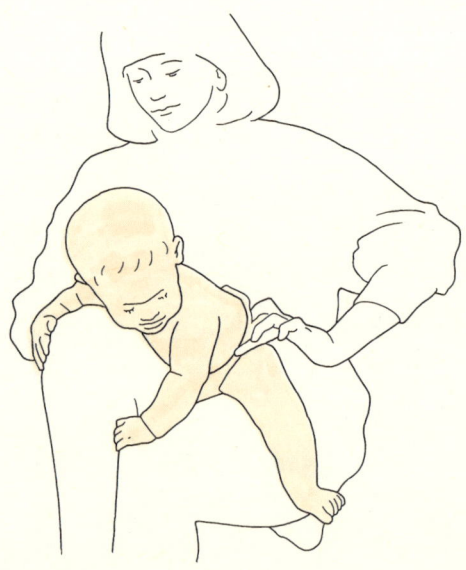

seitlich an Ihren Oberschenkeln herunter. Ist die Rückenmuskulatur gut ausgebildet, wird sich das Kind zum Sitzen aufrichten. Schubsen Sie es vorsichtig auf die Knie zurück.

Eine Erweiterung dieser Übung: Wenn Sie sich bei dieser Bewegung sicher sind, verlagern Sie Ihr Gewicht auf eine Poseite. Durch die neue Situation wird der Gleichgewichtssinn des Kindes gefördert.

7. Übung

Das Baby liegt wiederum in Bauchlage auf Ihren Oberschenkeln wie bei Übung 6. Gehen Sie mit Ihrem Oberkörper so weit zurück, daß Ihr Kind auf dem Schoß ausreichend Platz hat. Fassen Sie es nun an den Beinchen, und versuchen Sie, das Kind so umzudrehen. Unterstützen Sie diese Drehbewegung durch die gleichzeitige Bewegung Ihrer Oberschenkel. So können Sie das Baby in beide Richtungen drehen.

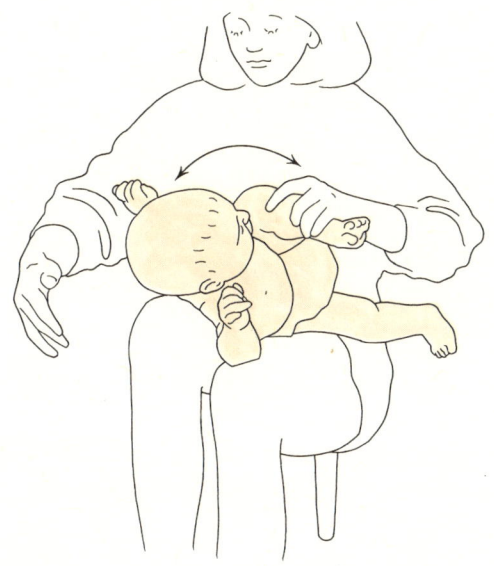

8. Übung

Liegt das Kind nach Übung 7 in Rückenlage auf Ihren Oberschenkeln, können Sie einige Übungen für die Bauchmuskulatur machen,
so wie sie auch im Abschnitt über Babygymnastik in diesem Kapitel
beschrieben sind. Zum Beispiel diese hier: Fassen Sie das Kind an
einem Oberschenkel und mit der anderen Hand am Oberarm der
gleichen Körperseite. Führen Sie das Ärmchen diagonal in Richtung des „freien" Beinchens. Unterstützen Sie diese Bewegung
durch Ihre Beinhaltung. Auf diese Weise kommt das Baby zum Sitzen hoch.

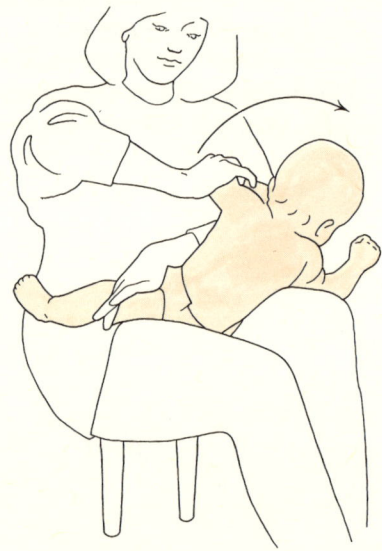

Empfehlung

Legen Sie nach jeder Übung eine Schmuseminute ein –
und zwar in der Stellung, in der Sie sich mit dem Baby gerade be-
finden.

Zeit für Zärtlichkeit

Eine Babymassage – das sind Streicheleinheiten für Körper und Seele. Babys brauchen diesen Hautkontakt fast so sehr wie Nahrung. Ohne Zuwendung verkümmern sie, sind unausgeglichen und quengelig, essen und schlafen schlechter als andere Babys. Sie brauchen das Gefühl von Geborgenheit und Sicherheit, und das kann man Babys am intensivsten durch eine zärtliche Massage geben.

In den ersten Lebensmonaten sind alle Babys hungrig nach Zärtlichkeit und Berührung. Den Eltern geht es meist ebenso, und doch haben Erwachsene oft Angst, so ein scheinbar „zerbrechliches" Wesen anzufassen. Mehr über Babymassage zu wissen, kann helfen, diese völlig normalen Ängste abzubauen.

Die Haut ist das wichtigste Sinnesorgan des Menschen, bei Babys ist das nicht anders. Nur: Für sie ist das Spüren und Berühren noch wesentlich wichtiger und aufregender als für einen Erwachsenen. Eine regelmäßige, sanfte Babymassage bringt einem Baby und seinen Eltern nur Vorteile:

- Die Eltern-Kind-Beziehung wird intensiver, und durch den immer wiederkehrenden Körperkontakt entwickelt sich eine starke Bindung.

- Die körperliche und geistige Entwicklung der Babys wird positiv beeinflußt. Sie sind widerstandsfähiger und aufgeweckter.

- Die Eltern lernen durch eine regelmäßige Babymassage die Körpersprache ihres Kindes besser zu verstehen – und richtig darauf zu reagieren.

- Durch die Babymassage kann man den Allgemeinzustand des Babys beeinflussen. Man hilft ihm, sich zu entspannen, wenn es angespannt ist; man kann das Baby aufmuntern oder schläfrig machen, und letztendlich kann man ihm auch helfen, wenn es zum Beispiel unter Blähungen leidet, die besonders häufig in den ersten drei Lebensmonaten auftreten.

▶ Mit einer Babymassage wird die Atmung und die Blutzirkulation
angeregt. Es ist auch anzunehmen, daß dadurch die Abwehrkräfte des kleinen Körpers mobilisiert werden.

**Wodurch sich die Babymassage von einer „normalen" Massage
unterscheidet**

Die Babymassage ist kein modisches Phänomen der letzten Jahre,
sondern hat – vor allem in asiatischen Ländern – eine lange Tradition. In den westlichen Industrieländern ist längst verlorengegangen,
was zum Beispiel in Indien noch heute von jeder Mutter an die
Tochter weitergegeben wird, nämlich die Technik der perfekten Babymassage. Es war Frédérick Leboyer, der mit seinem Buch „Sanfte
Hände" die Babymassage wieder ins Gespräch brachte und damit eine uralte Tradition zum Leben erweckte. Er verbannte Streß und
Hektik aus den Kinderzimmern und führte die Eltern zurück zur
zärtlichen Zweisamkeit mit dem Baby.

Wenn Erwachsene an eine Massage denken, so sind ihre Gefühle dabei keineswegs nur positiv. Viele glauben, eine Massage sei für ein
kleines Baby zu anstrengend, zu unangenehm und zu grob. Aber eine Massage an einem Erwachsenen und eine Babymassage kann
man eigentlich nicht vergleichen. Während eine medizinisch not-
wendige Massage an einem Erwachsenen bei den ersten Behand-
lungen (bis sich Verspannungen gelöst haben) zum Teil als schmerz-
haft empfunden wird, so soll eine Babymassage nur „gute" Gefühle
aktivieren. Alle Bewegungen werden sehr sanft und eher streichelnd
ausgeführt – die zärtliche Berührung steht im Vordergrund. Eine Babymassage ist keine „Therapieform", die gegen spezielle Schmerzen
oder Leiden angewendet werden muß. Es sind nur wenige Handgrif-
fe, die die Eltern ermutigen sollen, ihr Kind angenehm zu berühren,
Körper und Seele die Streicheleinheiten zu geben, die es braucht.
Man kann damit das Baby in seiner Entwicklung und Sinneswahr-
nehmung fördern und ihm gleichzeitig Geborgenheit geben und Lie-
be zeigen.

Was alles zu einer Babymassage gehört

Ehe man mit der Babymassage beginnt, muß man einiges über die richtigen Voraussetzungen wissen:

Wann kann man mit der Babymassage beginnen?

Sobald der Nabel des Kindes abgeheilt ist, können Mütter oder Väter mit der Babymassage beginnen. Wichtig ist dabei, daß man anfangs nur sehr wenige Körperteile „massiert" und erst, wenn das Kind sich daran gewöhnt hat, die Babymassage auf den ganzen Körper ausdehnt. Vor allem am Anfang sollte auch immer dieselbe Person die Babymassage ausführen; es sollten immer dieselben Hände sein, die mit dem Baby „sprechen".

Wie lange sollte eine Babymassage dauern?

Bei Neugeborenen sollte das sanfte Streicheln nie länger als zehn Minuten dauern. Wenn sich das Baby daran gewöhnt hat, kann man die Dauer der Massage allmählich ausdehnen. Es ist auf alle Fälle wichtig, daß Sie Ihr Kind bei der Massage genau beobachten; viele Babys zeigen anfangs noch Widerwillen und sind so gar nicht begeistert. In den meisten Fällen stellt sich aber das Wohlgefallen nach zwei bis drei Minuten ein. Sollte das Kind während der Massage unruhig werden oder gar weinen, ist es besser, die Massage zu beenden.

Wann sollte man eine Babymassage einplanen?

Das Baby sollte nie direkt nach einer Mahlzeit (30 Minuten warten) massiert werden. Eine Massage bringt auch nicht die richtige Entspannung, wenn das Kind zu müde ist. Störende Umwelteinflüsse wie Lärm (zum Beispiel laute Musik oder Telefonklingeln) oder viele Zuschauer verunsichern das Kind zusätzlich. Der richtige Zeitpunkt für die Massage ist dann, wenn das Kind entspannt, ruhig und aufnahmebereit ist. Bei vielen Kindern ist das nach dem täglichen Bad der Fall.

Die Babymassage bringt übrigens nur den gewünschten Erfolg, wenn sie regelmäßig, also Tag für Tag, zum (fast) gleichen Zeitpunkt ausgeführt wird. Sie können die Massage auch durch Musik unterlegen, das beruhigt Babys zusätzlich. Wählen Sie immer die gleiche Melodie, so wird das Kind schon bald wissen: Immer wenn diese Musik zu hören ist, ist die Zeit für Zärtlichkeit gekommen.

Welche Vorbereitungen muß man für eine Babymassage treffen?

Zur Massage sollte das Baby völlig nackt sein, auch die Windel ist überflüssig. Um die Sache so angenehm wie möglich zu machen, sollte die Raumtemperatur 23 bis 26 Grad betragen, und die Umgebung sollte dem Kind vertraut sein. Wo Sie das Baby massieren, bleibt Ihnen selbst überlassen. Wichtig ist nur, daß nicht nur das Baby, sondern auch Sie es bequem haben. Sie können das Kind auf dem Wickeltisch, auf dem Boden oder auf Ihrem Schoß massieren. Sorgen Sie auf alle Fälle für eine warme, weiche Unterlage (zum Beispiel ein Lammfell).

Für eine erfolgreiche Massage sollte die Mutter oder der Vater gut vorbereitet sein, also schauen Sie sich vorher die Massageanleitungen in diesem Buch genau an, damit Sie nicht zwischendurch nachblättern müssen. Zum guten Schluß sollte auch der/die Masseur(in) entspannt und ruhig sein – wer das ausstrahlt, gibt es auch an das Baby weiter.

Was braucht man für eine Babymassage?

In erster Linie Ruhe und Muße, sich ganz dem Kind zu widmen. Sie müssen während der Massage nicht viel reden oder erzählen. Konzentrieren Sie sich auf Ihre Hände und auf Ihr Kind – seine Reaktion, seine Mimik. Halten Sie während der Massage (wann immer möglich) Blickkontakt! Für die Massage besorgen Sie sich ein Pflanzenöl (zum Beispiel süßes Mandelöl) aus der Apotheke, und reiben Sie sich damit die Hände ein. Niemals das Öl direkt auf die Babyhaut spritzen! Wärmen Sie vor der Massage Ihre Hände – und somit auch das Öl – an.

Wie sollte massiert werden?

Bei Neugeborenen massiert man mit leichten Bewegungen und geringem Druck der Hände. Wenn das Kind mit Wohlgefallen reagiert und sich vielleicht auch schon etwas an die Massage gewöhnt hat, dürfen die Berührungen intensiver werden. Achten Sie darauf, daß Ihre Bewegungen harmonisch und langsam sind. Die Massagebewegungen werden immer beidseitig ausgeführt, nie sollte eine Körperhälfte massiert werden und die andere unmassiert bleiben.

So wird es gemacht:
So bereiten Sie die Babymassage vor: Legen Sie das Baby nackt auf eine wärmende Unterlage oder auf Ihre Beine, und decken Sie die Körperteile, die nicht zuerst massiert werden, mit einer dünnen Decke (oder ähnlichem) zu, damit das Baby nicht auskühlt. Legen Sie allen Schmuck ab, und reiben Sie sich die Hände mit Öl ein. Sie beginnen mit einer sanften Massage der Brust und Schultern.

Wichtig
Bei einigen Anleitungen zur Babymassage wird auf das Alter hingewiesen, ab wann man mit dem Baby diese Massagetechnik anwenden sollte. Darauf sollten Sie unbedingt achten. Ist keine Altersvorgabe gemacht, so können Sie diese Bewegungen von Anfang an durchführen – zuerst sanft und streichelnd, dann etwas kräftiger. Jede Massagebewegung wird mehrmals wiederholt.

Massage von Brust und Schultern

1

Legen Sie Ihre Hände mit der ganzen Handinnenfläche auf die
Brust des Babys, und streichen Sie von der Mitte aus sanft nach beiden Seiten den Brustkorb hinunter bis zu den Hüften. Führen Sie die
Hände langsam zurück zur Ausgangsposition, und wiederholen Sie
diese Bewegung.

2

Gehen Sie jetzt zur Massage der Schulterpartie über: Dazu legen
Sie Ihre Hände auf die Schultern des Babys und streichen mit den
Handinnenflächen vom Hals die Schultern entlang zum Oberarm
hin.

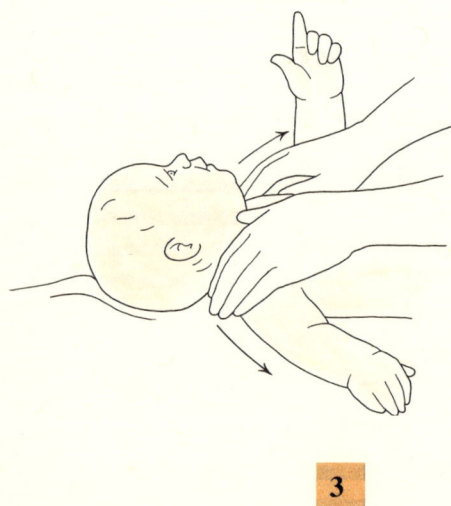

3

Zum Abschluß der Schultermassage nehmen Sie nur eine Hand, und
führen Sie sie von der rechten Schulter des Kindes über die Brust zur

linken Schulter hin. Dort angekommen, legen Sie Ihre andere Hand auf die linke Schulter des Kindes und führen sie über die Brust zur rechten Schulter.

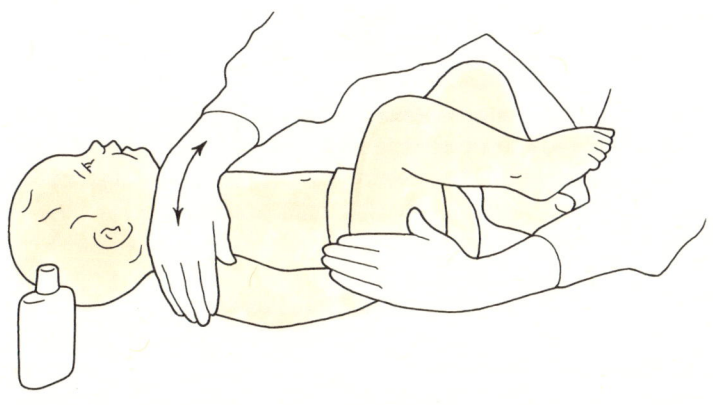

Empfehlung

Anfangs sind manche Babys nicht besonders begeistert, wenn sie massiert werden. Das kommt aber nur daher, daß es für sie ungewohnt und neu ist. Sollte das Baby weinen, unterbrechen Sie die Massage, und nehmen Sie es auf den Arm, bis es sich beruhigt hat. Schon bald wird es die Massage richtig genießen.

Massage der Arme

Wenn Sie die Arme des Babys massieren, müssen Sie sehr vorsichtig sein, denn die Gelenke sind noch sehr zart.

4

Formen Sie mit den Daumen und Mittelfingern Ihrer Hände einen ringförmigen Griff, der den Oberarm des Babys umschließt. Streichen Sie mit dieser Handhaltung sanft den Arm des Babys hinunter, und machen Sie (fast am Handgelenk angekommen) eine leichte Drehbewegung mit den Fingern.

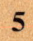

Mit diesem „Ring-Griff" können Sie auch noch eine weitere Armmassage durchführen. Sie beginnen wieder am Oberarm und führen Ihre Hände hinunter zum Handgelenk, dabei allerdings bewegen sich die Hände gegeneinander und machen somit eine leicht drehende Bewegung.

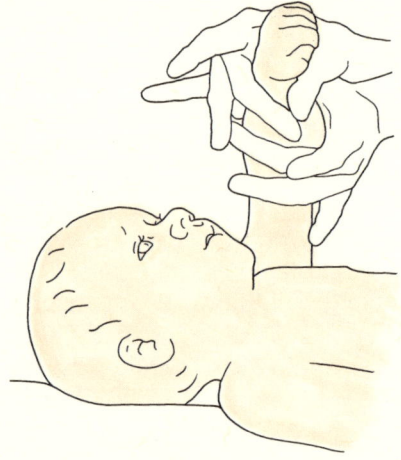

Empfehlung

Ellbogen und Handgelenke der Babys sind extrem empfindlich. Achten Sie bei der Armmassage darauf, das Baby nicht zu „hart" anzufassen, vor allem, wenn Ihre Hände über den Gelenkbereich gleiten. Es kommt auf den Hautkontakt und nicht auf den Druck an.

Massage des Bauches

In den ersten Lebensmonaten werden viele Babys von Blähungen geplagt. Dagegen hilft eine sanfte Bauchmassage.

6

Streichen Sie mit der flachen Hand und sanftem Druck über Babys Bauch. Beginnen Sie immer unterhalb des Rippenbogens und führen Sie Ihre Hand bis hinunter zur Leistengegend. Wiederholen Sie diese streichende Bewegung mit der anderen Hand – also immer abwechselnd. Beginnen Sie nicht im Bereich des Brustkorbs, ein Druck auf die Rippen könnte das Herz belasten.

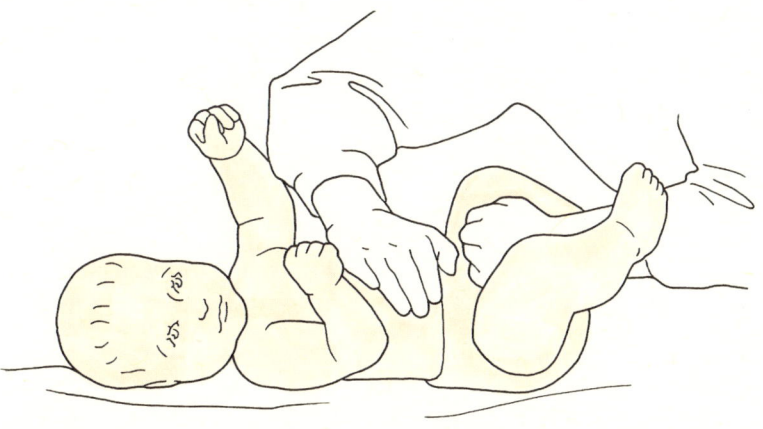

Empfehlung
Diese Massagebewegung kann immer dann angewendet werden, wenn das Baby offensichtlich Blähungen hat. Sie kann bis zu zehn Minuten ausgedehnt werden – tritt keine Besserung ein, machen Sie eine Pause (circa 30 Minuten) und wiederholen das Ganze nochmals.

Massage der Beine

Babys Beine werden ähnlich wie die Arme massiert. Verwenden Sie auch hierbei den „Ring-Griff".

Ihre eine Hand hält das Beinchen knapp über dem Fußgelenk in die Höhe. Die andere Hand streicht vom Oberschenkel zum Füßchen hin. Wechseln Sie Ihre Hände ab, und massieren Sie auf die gleiche Weise auch das andere Beinchen.

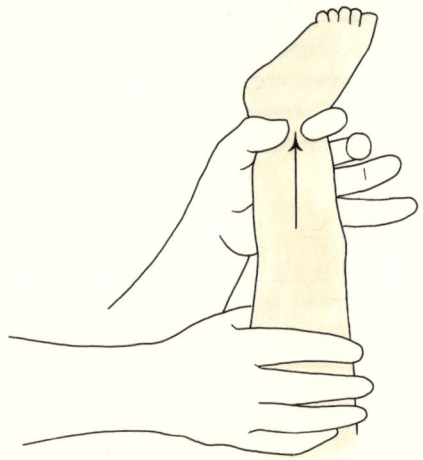

Wenn die Beinchen schon etwas kräftiger sind, umfassen Sie den Oberschenkel mit beiden Händen, und führen Sie sie zum Fußgelenk hin. Die Hände werden dabei gegeneinander sanft gedreht. Massieren Sie so mehrmals beide Beinchen.

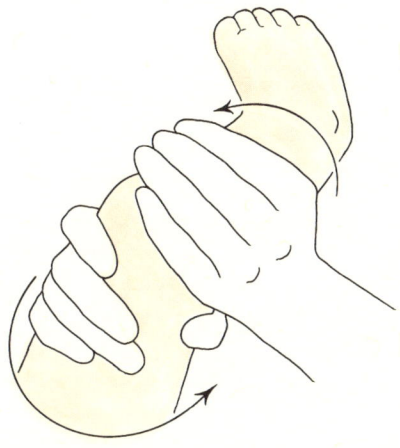

Was für Ellbogen- und Handgelenke gilt, gilt auch für Knie- und Fußgelenke – diese Bereiche nur sehr vorsichtig massieren.

Massage des Rückens

Dazu müssen Sie das Baby auf den Bauch drehen, die Füßchen zeigen zu Ihnen hin – auch wenn das Baby auf Ihren Beinen liegt.

9

Legen Sie Ihre Hände sanft auf Babys Hinterkopf, und streichen Sie mit beiden Händen gleichzeitig am Kopf entlang hinunter über Hals, Nacken und Schultern zu den Oberarmen. Führen Sie diese streichende Bewegung auch in die andere Richtung durch – also von den Oberarmen über Schultern und Nacken über den Hals zum Hinterkopf.

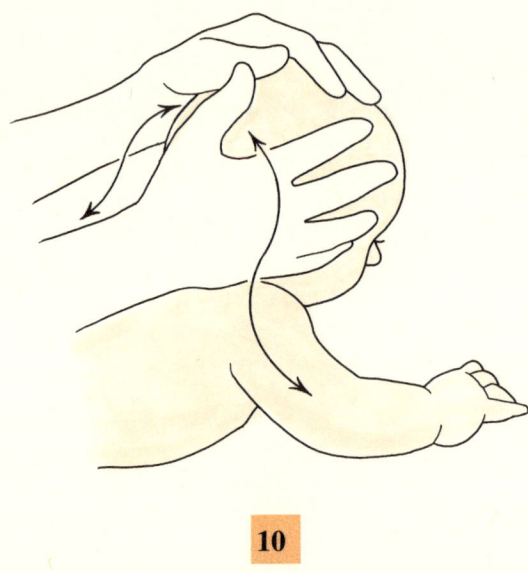

10

Legen Sie nun Ihrem Baby beide Hände in Höhe des Nackens auf
den Rücken. Gleiten Sie jetzt mit den Händen sanft links und rechts
der Wirbelsäule entlang nach unten. Kurz bevor Sie so den Po erreicht haben, gleiten Ihre Hände nach links und rechts am Babykörper zur Seite weg.

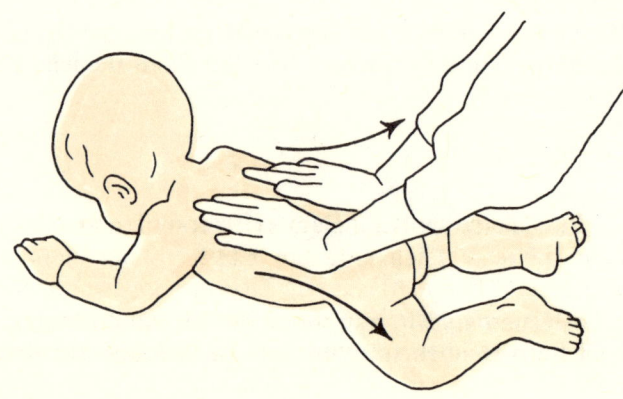

11

Und jetzt ist der Po dran: Lassen Sie Ihre Daumen mehrmals auf den kleinen Pobacken kreisen.

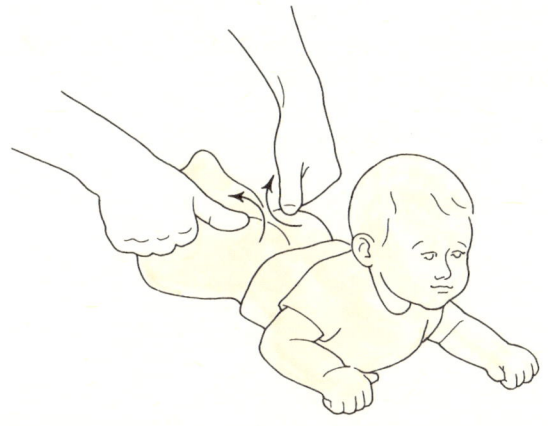

Empfehlung

Mit der Rückenbehandlung ist die Babymassage abgeschlossen. Sie sollten sie allerdings nie abrupt beenden. Zum Abschluß streichen Sie mit den Handinnenflächen vom Kopf über die Schultern und die Brust, entlang der Arme bis zu den Fingerspitzen. Dann nochmals vom Kopf über den Körper zu den Beinen bis hin zu den Zehenspitzen. Führen Sie diese Abschlußbewegung besonders ruhig und langsam aus.

Zusätzlich für Babys ab fünf Monaten
Massage der Hände

Mit fünf Monaten sind Babys schon ein bißchen robuster, und so können auch die Händchen in die tägliche Massage mit einbezogen werden.

12

Umfassen Sie ganz sanft das Handgelenk des Babys, und zwar so, daß der Daumen frei bleibt. Streichen Sie nun abwechselnd mit beiden Daumen über die Handinnenfläche des Kindes zu den Fingern hin. Während ein Daumen noch bei den Fingern ist, beginnt der andere Daumen wieder die gleiche streichende Bewegung am Handansatz. Beide Hände mehrmals so massieren.

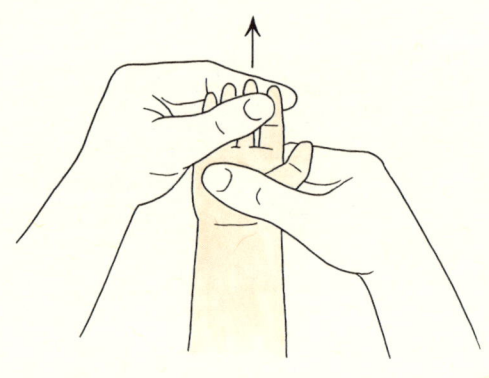

13

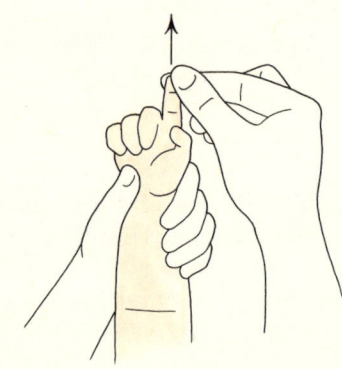

Man kann auf die gleiche Weise auch jedes Fingerchen einzeln nach außen hin bis zu den Fingerspitzen ausstreichen. So macht man es mit allen zehn Fingern.

Empfehlung

Mit einer solchen Handmassage stimuliert man mit leichtem Druck die Reflexzonen der Hände. Bei kleineren Babys ist eine solche Massage nicht sinnvoll, weil Säuglinge die Hand bei Berührung sofort zur Faust ballen.

Massage der Füße

Was für die Hände gilt, gilt auch für die Füße – auch sie sollten erst nach dem fünften Lebensmonat in die Babymassage mit einbezogen werden.

14

Zunächst nehmen Sie das Füßchen in die Hand, und zwar so, daß die Ferse und das Fußgelenk gut abgestützt sind. Mit Ihrer anderen Hand streichen Sie vom Schienbein über den Fußrücken bis hin zu den Zehen. Mehrmals mit beiden Beinchen wiederholen.

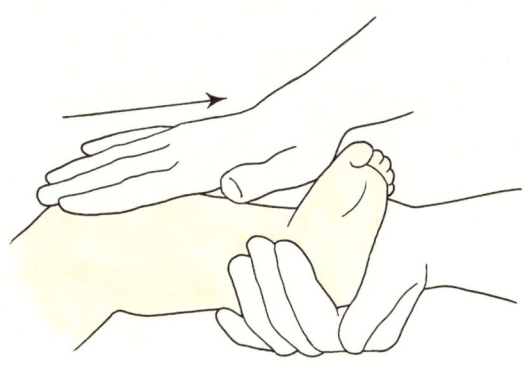

15

Fassen Sie nun ein Füßchen mit beiden Händen, und streicheln Sie mit sanftem Druck mit den Daumen von der Mitte der Fußsohle nach außen.

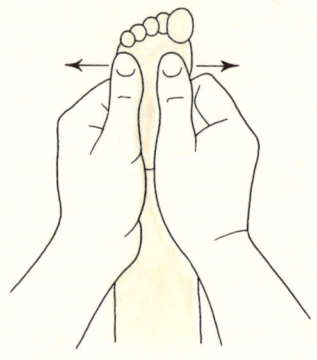

16

Zum Abschluß massiert man mit den Fingerspitzen die Zehen des Kindes einzeln – immer vom Zehansatz zur Zehenspitze hin. Alle zehn Zehen kommen so an die Reihe.

Empfehlung

Die Fußmassage kann vor dem fünften Monat mehr schaden als nützen. Dadurch werden nämlich beim Säugling eine Reihe von Reflexen ausgelöst, die man eigentlich nicht bewußt aktivieren sollte.

Den Körper erleben

Strampeln, robben, sich drehen und wenden – schon Babys haben einen ganz natürlichen Bewegungsdrang. Babygymnastik ist eine gute Möglichkeit, den Spaß und die Freude an der Bewegung zu fördern. Etwa nach dem dritten Monat sollte man beginnen, die natürliche Körperentwicklung durch gezielte Übungen zu unterstützen. Regeln gibt es nicht, außer daß es dem Baby Spaß machen muß.

Die Babygymnastik soll die Babymassage keineswegs ersetzen; wenn es dem Kind Freude bereitet, behalten Sie die Massage unbedingt bei. Die Babygymnastik, die auf den folgenden Seiten vorgestellt wird, ist als wertvolle Ergänzung zu sehen, die dem Baby hilft, den eigenen Körper zu erleben und die eigenen Fähigkeiten auszutesten.

Was soll Babygymnastik bewirken?

In erster Linie soll Babygymnastik Spaß machen – und ab dem dritten Monat kommt sie auch dem natürlichen Bewegungsdrang das Kindes entgegen. Darüber hinaus fördert sie die körperliche Entwicklung des Kindes. Die Gelenke werden beweglicher, die Muskeln und die Wirbelsäule werden gedehnt und gekräftigt. Außerdem fördert man dadurch gezielt die motorischen Fähigkeiten des Babys, und das stärkt auch die Abwehrkräfte.

Fast genauso wichtig ist die Babygymnastik auch für die geistige Entwicklung des Kindes. Spielerische Bewegung tut der Kinderseele gut und vermittelt dem Baby ein Gefühl für den eigenen Körper. Und den eigenen Körper kennenzulernen, das bedeutet auch, Fähigkeiten zu entdecken und zu perfektionieren.

Ein weiterer Pluspunkt ist sicherlich der innige Körperkontakt zu Mutter oder Vater, wie er auch schon durch die Babymassage aufgebaut wurde.

Wann sollte das Baby turnen?

Babygymnastik ist nur für gesunde Kinder gedacht, ist das Baby

krank, würden Bewegungsübungen den Kreislauf nur zusätzlich belasten. Die beste Zeit für die Babygymnastik ist vor dem Essen, vor
dem Baden oder nach dem Wickeln. Das Kind sollte jedoch weder
zu hungrig noch zu müde sein. Anfangs sollte eine „Turnstunde"
nur etwa fünf Minuten dauern, später kann man sie auf circa 15 bis
20 Minuten ausdehnen.

Welche Vorbereitungen muß man treffen?

Gymnastik sollte genauso wie die Babymassage in einem warmen
Raum (23 bis 26 Grad) stattfinden, und das Baby sollte möglichst
nackt oder wenig bekleidet sein. Die Übungen kann man anfangs
noch auf dem Wickeltisch machen, später genügt eine weiche
Decke am Boden dafür.

Nach der „Turnstunde" sollte man das Baby baden oder zumindest
für einige Zeit warm zudecken. Nutzen Sie diese Minuten zum
Schmusen.

Woran merkt man, daß es dem Baby Spaß macht?

Babygymnastik ist genauso wie Babymassage für die Kinder gewöhnungsbedürftig. Achten Sie während der Gymnastik genau auf
die Mimik des Kindes, halten Sie deshalb auch stets Blickkontakt.
Wird das Baby unruhig oder fängt es gar an zu weinen, brechen Sie
die „Turnstunde" ab. Keine Übung sollte erzwungen werden – Spaß
ist die oberste Devise, und das zeigt sich mit einem Lächeln.

Wichtig: Bei den einzelnen Übungen werden jeweils Altersangaben
gemacht. Darauf sollten Sie unbedingt achten, um Ihr Kind nicht zu
überfordern. Wählen Sie aus dem Angebot pro Körperteil eine oder
zwei Übungen aus und wiederholen Sie diese zwei- bis dreimal.

Übungen für Schultern und Arme
(ab dem 3. Monat)

Für diese Bewegungen liegt das Baby auf dem Rücken. Sie geben dem Kind Ihren Daumen in die Hand und umfassen mit den übrigen Fingern den Unterarm des Babys kurz vor dem Handgelenk.

1

Fassen Sie (mit beschriebenem Griff) die Hände des Kindes, und strecken Sie seine Ärmchen mit leichtem Zug aus. Führen Sie beide nach oben, so daß sie links und rechts des Kopfes die Unterlage berühren. Dann führen Sie die Ärmchen gleichzeitig nach unten, so daß sie links beziehungsweise rechts vom Körper des Kindes auf die Unterlage treffen.

2

Machen Sie den gleichen Bewegungsablauf im Wechsel. Also: Wenn der rechte Babyarm neben dem Kopf liegt, liegt der linke Babyarm neben dem Körper – und umgekehrt. Führen Sie die Bewegungen zuerst nur langsam durch, mit der Zeit bestimmt das Kind selbst das Tempo.

3

Lachen ist gesund – und bei folgender Übung kann sich kaum ein Baby das Lächeln verkneifen: Mit dem Einatmen strecken Sie die

Empfehlung

Babys Gelenke sind noch sehr empfindlich, drücken Sie deshalb die Handgelenke niemals zu fest, sondern verwenden Sie für die Übungen oben beschriebenen Handgriff.

Babyärmchen seitlich vom Körper aus, beim Ausatmen kreuzen Sie die Ärmchen über der Brust.

Übungen für den Nacken und die Schultern
(ab dem 3. Monat)

Für die nächsten Übungen liegt das Baby auf dem Bauch. Das alleine stärkt schon die Nacken- und Rückenmuskulatur.

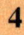

Die Beinchen sind abgespreizt, und der Kopf liegt auf der Seite. Fassen Sie nun die Ärmchen in Höhe der Ellbogen, und führen Sie beide Arme des Babys ausgestreckt nach vorne. Die Handflächen sollten nach innen zeigen und die Daumen nach oben gerichtet sein. Wenn sich die Hände berühren, hebt das Kind automatisch den Kopf und den Brustkorb an.

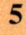

Haben Sie Übung 4 schon einige Male gemacht, können Sie sie so erweitern: Mit einer Hand halten Sie Babys Po auf der Unterlage;

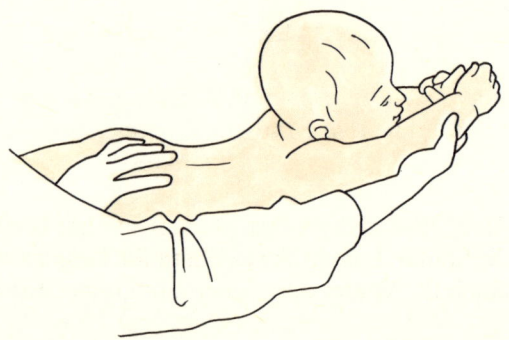

mit der anderen Hand (sie umfaßt die Unterarme des Babys) heben Sie die Arme des Babys leicht an.

Übung 4 und 5 unterstützt das Abheben des Oberkörpers in der Bauchlage und stärkt dadurch auch die Rückenmuskulatur.

Empfehlung

Ist das Kind schon etwas älter und kann es den Kopf schon leicht heben, klatschen Sie die beiden Hände sanft gegeneinander – das macht noch mehr Spaß.

Übungen für die Hände
(ab dem 3. Monat)

Sich selbst zu berühren und damit zu erfühlen ist für Babys eine ganz aufregende Sache. Das Kind liegt für die folgende Übung auf dem Rücken.

6

Fassen Sie Babys Unterarme mit beiden Händen, und führen Sie seine Ärmchen zu seinem Gesicht. Streichen Sie mit seinen Händen über sein Gesicht. Öffnen sich dabei die Händchen nicht von alleine, üben Sie einen sanften Druck auf die Handrücken aus. Die Babys sind meist begeistert, sich selbst zu fühlen.

7

Ein Berührungsreiz ganz anderer Art ist es, wenn Sie Babys Hände zu Ihrem Gesicht führen. Lassen Sie es allein Ihr Gesicht erforschen und betasten – auch für Mutter oder Vater ein schönes Erlebnis.

Empfehlung

Die Handentfaltung kann man zwar fördern, sollte sie aber nie erzwingen. Öffnet das Baby seine Hände nicht oder nur widerwillig, lassen Sie ihm noch etwas Zeit.

Übungen für den Rücken
(ab dem 5. Monat)

Übungen für die Rückenmuskulatur sollten erst ab dem fünften Monat durchgeführt werden. Eine Ausnahme vorweg:

8

Das Baby liegt auf dem Bauch. Sie umfassen mit Ihren Händen die Unterschenkel des Kindes und heben beide Beinchen gleichzeitig sanft an. Brustkorb, Arme und Kopf bleiben auf der Unterlage. Dann die Beinchen wieder absenken und ablegen.

Ab dem fünften Monat werden Babys mobiler – zur Stärkung der Rückenmuskulatur gehört jetzt auch das „Sich-selbst-im-Raum-Erleben". Dazu drei weitere Übungen:

9

Das Baby liegt in der Bauchlage vor Ihnen. Sie umfassen jetzt mit Ihren Händen (Finger wie bei einem Fächer abgespreizt) den Brustkorb (unterer Rippenbereich) des Kindes auf der Bauchseite und unterstützen mit den Daumen den gleichen Bereich am Rücken. Haben Sie so das Baby sicher im Griff, heben Sie es von der Unterlage ab, und lassen Sie es „frei" durch den Raum schweben.

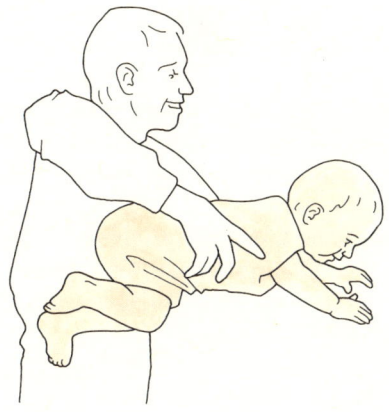

10

Alle Babys träumen vom Fliegen – machen Sie Ihrem Baby das Vergnügen! Diesmal stützen die Daumen den Brust-Rippen-Bereich, und die anderen Finger tun das gleiche auf der Rücken-Rippen-Seite. Heben Sie das Kind mit diesem Griff aus der Rückenlage oder Sitzhaltung hoch – und lassen Sie es fliegen.

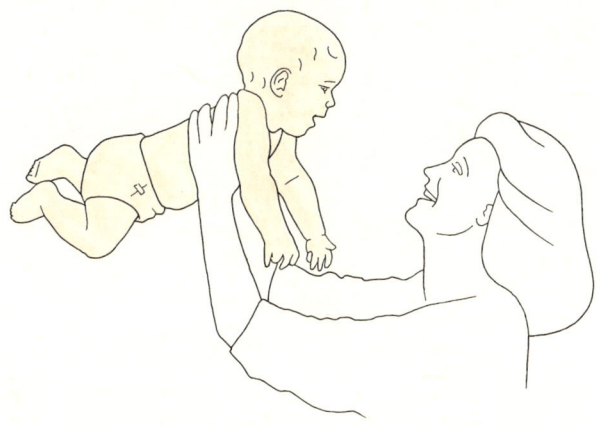

11

Auch Babys können schon kopfstehen: Das Kind liegt auf dem Rücken, und Sie umfassen mit beiden Händen die Unterschenkel des Kindes. Heben Sie die Beine langsam an; wenn das Kind nicht widerwillig reagiert, können Sie es so bis zum freien „Kopfstand" hochziehen (aber nur ganz langsam). In dieser „freien" Haltung (der Kopf des Kindes darf den Boden nicht mehr berühren) drei Sekunden aushängen und dann vorsichtig zurückgleiten lassen.

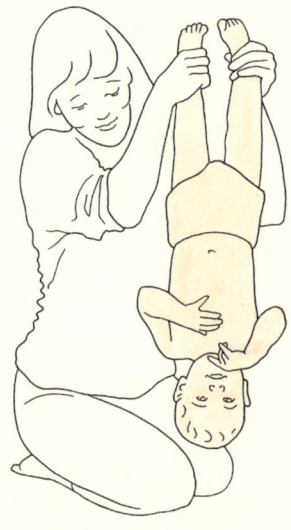

(Ab dem 8. Monat:)

12

Ihr Kind wird jetzt immer aktiver und entwickelt auch allmählich Spaß am „Risiko". Ein leichtes Kribbeln im Bauch garantiert folgende Übung: Nehmen Sie Ihr Kind auf den Arm – und zwar so, daß sein Rücken an Ihrem Oberkörper anlehnt. Mit einer Hand umfassen Sie die Hüfte, mit der anderen Hand stützen Sie den Brustkorb ab. Beugen Sie nun den Oberkörper des Babys nach unten, so daß es sich in Hüfthöhe beugt. Das Baby wird versuchen, sich aus eigener Kraft wieder aufzurichten; Ihre Hand, die immer noch den Brustkorb abstützt, hilft dem Kind dabei.

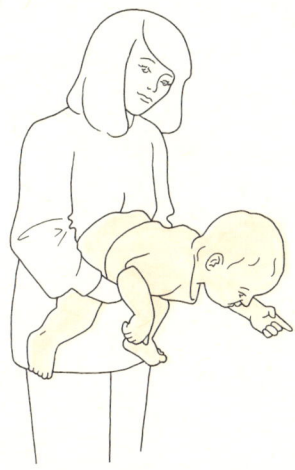

**Übungen für die Motorik
(ab dem 3. bis 5. Monat)**

Einer der wichtigsten motorischen Entwicklungsschritte in diesen Monaten ist das Herumdrehen von der Rückenlage in die Bauchlage – und umgekehrt. Mit der folgenden Übung können Sie Ihrem Baby dabei helfen:

13

Das Baby liegt auf dem Rücken vor Ihnen. Sie umfassen nun mit der linken Hand die rechte Hüfte des Kindes, während Sie gleichzeitig mit der rechten Hand das angewinkelte linke Bein des Babys fassen.

Mit sanftem Druck führen Sie jetzt das linke Beinchen über das rechte (gestreckte) Beinchen. Durch diese Hilfestellung wird sich das Kind automatisch auf den Bauch drehen. Machen Sie diese Übung in beide Richtungen.

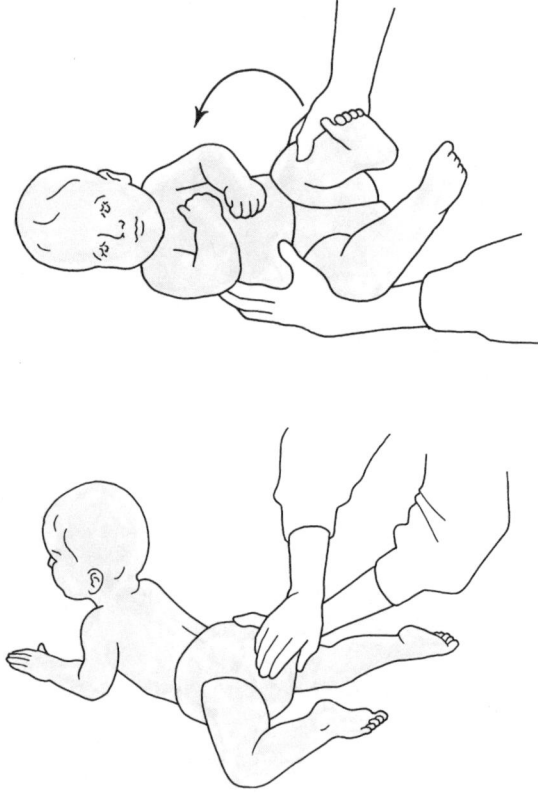

Empfehlung

Anfangs wissen Babys beim Umdrehen oft nicht, wohin mit den Ärmchen – helfen Sie Ihrem Baby dabei, indem Sie den unten liegenden Ellbogen nach oben (zum Ohr hin) führen.

14

Viel Spaß macht es den Kleinen in diesem Alter auch, ihre Körperteile und deren Fähigkeiten zu erkennen. Nehmen Sie dazu beispielsweise die Beinchen des Babys in beide Hände (das Kind liegt
dabei auf dem Rücken), und klatschen oder reiben Sie die Fußsohlen
aneinander. Sie können aus dieser Haltung heraus auch die Zehenspitzen des Kindes zu dessen Gesicht führen.

Eine Erweiterung dieser Übung könnte so aussehen: Die Beinchen
des Babys sind gespreizt (liegen in der sogenannten Froschstellung).
Drücken Sie jetzt sanft die Knie des Kindes auf die Unterlage. Reizen Sie die schräge Bauchmuskulatur, indem Sie mit den Fingerspitzen diagonal über Brustkorb und Bauch des Babys streichen.

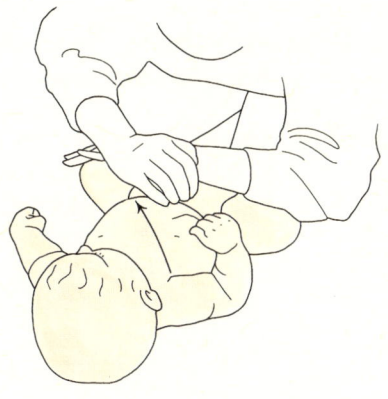

15

Das Baby liegt auf dem Bauch, plazieren Sie im Blickfeld ein Spielzeug in einiger Entfernung. Nun winkeln Sie ein Bein des Babys an
und drücken dabei sanft die Ferse gegen den Körper (Po) und gleichzeitig gegen die Unterlage. Durch diesen sanften Druck wird das Baby
automatisch vorwärts robben oder sogar in Krabbelstellung kommen.

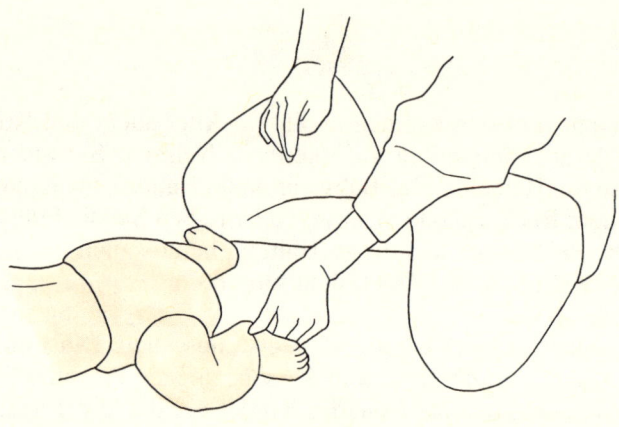

16

Auch für diese Übung liegt das Baby auf dem Rücken. Jetzt führen
Sie jeweils diagonal eine Babyhand und einen Babyfuß (zum Bei-
spiel die rechte Hand und den linken Fuß) über dem Bauch zusam-
men. Wenn Sie Hand und Fuß in dieser Position festhalten, können
Sie das Baby so auf dem Rücken hin- und herschaukeln. Die
Rückenmuskulatur wird dabei gedehnt, die Bauchmuskulatur ge-

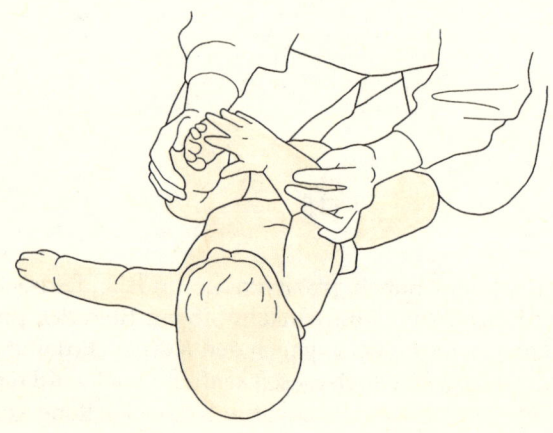

spannt. Macht das Baby schon mit, kann es aus dieser Schaukelbewegung heraus zum Sitzen kommen.

(Ab dem 4. Monat:)

17

Wieder ist das Baby in der Rückenlage. Halten Sie nun mit einer Hand (und zwar mit der Handinnenfläche) einen Oberschenkel (zum Beispiel den linken) des Kindes auf der Unterlage. Mit Ihrer zweiten Hand fassen Sie den (ebenfalls linken) Oberarm des Kindes und führen durch eine Schaukelbewegung die Schulter in Richtung des freien Beinchens. Dadurch wird das Kind das Köpfchen anheben, sich mit dem freien Ärmchen abstützen und, wenn es will, dadurch zum Sitzen kommen.

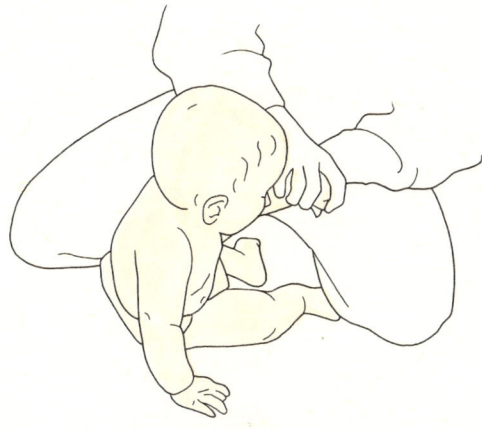

Empfehlung

Achten Sie darauf, daß alle vorher beschriebenen Übungen leicht schräg ausgeführt werden (also abwechselnd die linke und die rechte Seite). Außerdem müssen auch immer beide Körperseiten mit einbezogen werden.

(Ab dem 8. Monat:)

Für die meisten Babys beginnt jetzt bald die Krabbelphase. Unterstützen Sie Ihr Kind mit folgender Übung:

18

Spielen Sie das Schubkarren-Spiel: Ihr Kind liegt auf dem Bauch und stützt sich mit den Händchen ab. Sie umfassen mit einer Hand die Unterschenkel (knapp vor den Fußgelenken) des Kindes und stützen mit der anderen Hand den Brustkorb bis zur Taille ab.

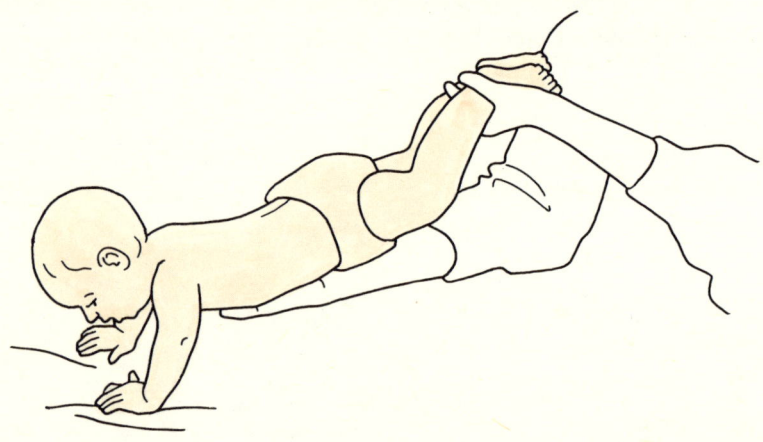

19

Bald kann man Übung 18 noch perfektionieren – wenn sich das Kind schon kräftig mit den Ärmchen von der Unterlage abstemmt, unterstützen Sie mit beiden Händen nur noch den Hüft- bzw. Oberschenkelbereich. So wird das Kind anfangen, auf den Händen zu „laufen".

Empfehlung

Ehrgeiz treibt viele Eltern, wenn sie merken, daß ihr Kind keine Anstalten macht „zeitgerecht" zu krabbeln. Die Entwicklung der motorischen Fähigkeiten ist sehr unterschiedlich; wenn das Kind mit acht Monaten noch nicht krabbeln will, lassen Sie ihm noch Zeit – „Training" nutzt da wenig. Machen Sie jedoch öfter Übung 13.

Übungen für Beine und Hüften
(ab dem 4. Monat)

Wenn die Hüften des Babys in Ordnung sind, können Sie folgende Übung ausprobieren:

20

Das Baby liegt auf dem Rücken vor Ihnen. Sie fassen mit beiden Händen locker die Unterschenkel des Kindes (nicht die Fußgelenke) und führen die Beinchen in Richtung des Unterkörpers. Dort kreuzen

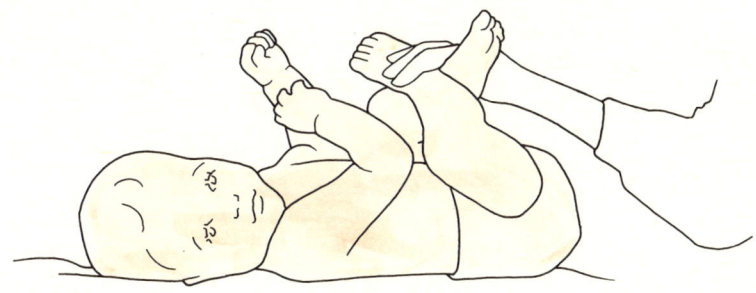

Sie (keinen zu starken Druck ausüben) die Beinchen über dem
Bauch. Anschließend führen Sie die Beinchen wieder zurück auf
die Unterlage.

21

Nochmals eine Übung, bei der das Baby auf dem Rücken liegt.
Führen Sie die Fersen des Kindes zum Po, und stellen Sie sie auf die
Unterlage. Nun fassen Sie mit Ihren Händen beide Knie, und führen
Sie sie über die Füßchen nach vorne (zu sich hin). Automatisch
wird das Baby den Po hochdrücken.

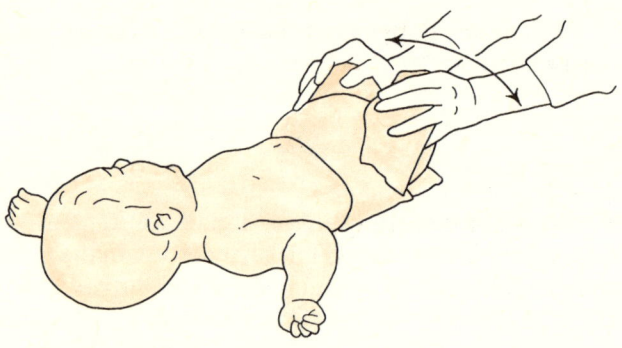

(Ab dem 6. Monat:)

22

Das Kind liegt ebenfalls auf dem Rücken, und Sie fassen beide
Beinchen an den Unterschenkeln knapp vor den Fußgelenken mit einer Hand. Ihre andere Hand legen Sie auf den unteren Bauchbereich
des Kindes, um das Becken auf der Unterlage zu halten. Heben Sie
jetzt die Beinchen an, und zeichnen Sie einen Kreis über Brust und
Bauch des Kindes. Achten Sie darauf, daß die Beinchen sowohl
rechts als auch links herum kreisen.

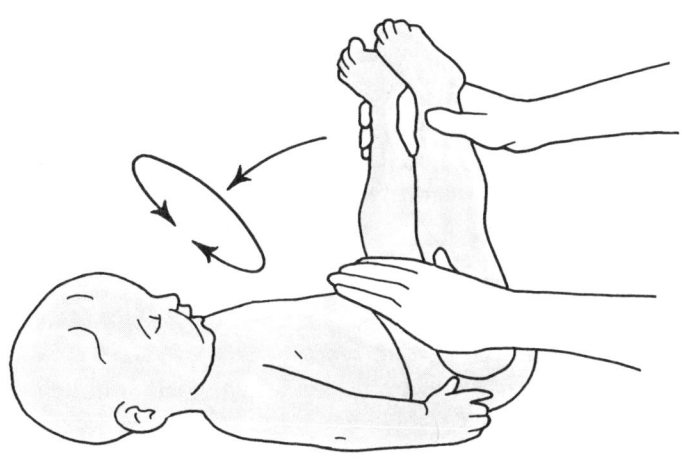

Immer, wenn Sie mit einer Hand beide Unterschenkel (oder Knie) des Kindes umfassen, schieben Sie Ihren Zeigefinger zwischen die Gelenke des Kindes, damit diese während der Übung nicht aneinanderreiben.

Übungen für den Bauch

Die Bauchmuskulatur wird durch Übungen gestärkt, wie Sie sie unter der Überschrift „Übungen für die Motorik" (S. 79) finden. Wenn Sie die Bauchmuskulatur gezielt aktivieren wollen, machen Sie die Übungen 13 bis 17 in diesem Kapitel.

Fitneß für alle Sinne

Babys sind vom ersten Moment an für Sinnlichkeit geboren. Riechen, Schmecken, Fühlen, Hören und Sehen sind ihnen sozusagen in die Wiege gelegt – nur sie wissen noch nichts Rechtes damit anzufangen. Nach der Geburt stürmen zu viele und zu neue Reize auf sie ein, so daß Babys einige Zeit brauchen, um alle fünf Sinne richtig einzusetzen.

Fühlen

Der Tastsinn ist bei Babys am besten ausgebildet, vor allem Mund und Fingerspitzen sind besonders feinfühlig. Das ist auch der Grund, warum schon Neugeborene versuchen, die Finger in den Mund zu stecken. Mit den Monaten lernen sie allerdings, daß es noch wesentlich mehr zu betasten und zu erfühlen gibt – besonders aufregend ist für sie in dieser Hinsicht der Körperkontakt zu Mutter oder Vater.

Sehen

Untersuchungen aus den USA beweisen inzwischen, daß auch Neugeborene schon sehr gut unterscheiden können. Man hielt den Babys einen lachenden „Smile" vor, und sie reagierten freundlich; man hielt den Kleinen ein grimmiges Menschengesicht vor, und sie fingen an zu weinen. Den gleichen Test machte man auch umgekehrt: Auf einen unfreundlichen „Smile" reagierten die Babys negativ, bei einem lächelnden Menschengesicht lachten die Kinder zurück. Wie Neugeborene sehen, ist noch nicht endgültig erforscht. Sicher ist jedoch, daß für Babys die Mimik der Erwachsenen ungeheuer spannend ist; schon bald versuchen sie die Grimassen, die Mutter oder Vater fast instinktiv schneiden, nachzuahmen.

Hören

Zwar können Neugeborene noch nicht orten, woher Geräusche kommen, aber auf gleichlautende, sanfte Töne reagieren sie dennoch. Mit einigen Monaten, wenn sie den Kopf auch schon zur

Geräuschquelle hin drehen können, bekommt das Hören für sie eine völlig neue Dimension.

Riechen

Babys kommen mit einer ausgesprochen feinen Nase zur Welt. Sie ist für die Kleinen anfangs die beste Orientierungshilfe – zum Beispiel erkennen Babys die Mutter zuerst am Geruch.

Schmecken

Der Mund ist Babys wichtigstes Sinnesorgan. Damit kann es von Anfang an Dinge konkret erfassen – beispielsweise, ob etwas weich oder hart, glatt oder rauh, kalt oder warm ist. Erst wenn die anderen Sinne sich besser entwickelt haben, läßt der Drang, alles in den Mund zu stecken, nach.

Ganz entscheidend für die körperliche Entwicklung des Kindes ist auch der Gleichgewichtssinn – er vermittelt dem Baby, in welcher „Lage" es sich gerade befindet. Am liebsten werden die Kleinen deshalb aufrecht gehalten – dabei kann man die Dinge schließlich am besten erleben.

Wenn ein Kind nun beginnt, seine Welt zu entdecken, so geht es ihm auch immer darum, seine Sinne zu perfektionieren. Begierig nimmt es Reize der Umwelt auf – und am liebsten ist es ihm, wenn diese Reize von Mutter oder Vater kommen. Körperkontakt und spielerisches Bewegen stehen also im Vordergrund. Was beim Neugeborenen als sanfte Berührung beginnt, wird beim knapp Einjährigen zum liebevollen Getobe. Beides will gelernt sein. Hier erfahren Sie, wie es geht.

Auf den folgenden Seiten wird ein Fitneß-Programm ganz eigener Art vorgestellt. Es soll Ihre Phantasie anregen, sich abgesehen von Babymassage, Schoß- oder Babygymnastik auch mal mit Ihrem Kind spielerisch zu bewegen. Bis etwa zum sechsten Monat beschränkt sich die „Fitneß für alle Sinne" auf eben diese Sinneswahrnehmungen wie Fühlen, Hören und Sehen. Nach dem sechsten Monat kommen auch Tips für den Gleichgewichtssinn hinzu.

So macht das Fühlen Spaß

Anfangs genügt es dem Baby, wenn es mit seinen Händchen Ihr Gesicht erkunden darf. Animieren Sie es auch dazu, den eigenen Körper (zunächst das eigene Gesicht) zu erkunden. Mehr Abwechslung bringt es, wenn Sie dem Kind später immer andere Dinge zum Erfühlen hinhalten.

Es gibt kaum eine Mutter oder einen Vater, der das lassen kann: Pusten Sie auf Babys Haut (zum Beispiel auf die Oberschenkel). Die ausgeatmete Luft kitzelt auf Babys Haut – und Sie werden mit einem Lächeln belohnt. Sobald das Baby etwas älter ist, können Sie auch kräftiger – zum Beispiel auf den Bauch oder Rücken – pusten.
Babys fummeln gerne im Mund herum – nicht nur im eigenen, sondern auch in dem von Mutter oder Vater. Knabbern Sie ganz vorsichtig an den Baby-Fingern herum, dann gluckst das Kleine vor Vergnügen.
„Es kommt ein Bär, der geht so schwer, es kommt ein Mäuschen, das will ins Häuschen!" Diese oder ähnliche Kinderreime kennen Sie ja bestimmt auch. Man krabbelt dabei mit den Fingerspitzen über Babys Beine und Arme hinauf zur Schulter und kitzelt es dann am Halsansatz.
Zum Kichern finden es Babys, wenn man sie mit den Haaren kitzelt. Beugen Sie sich einfach über das Baby, und lassen Sie die Haarspitzen auf Babys Bauch tanzen.
Nasenstüber sind auch ein tolles Fühl-Erlebnis. Reiben Sie versichtig Ihre Nase an Babys Nase – ganz so, wie es die Eskimos tun.

So macht das Hören Spaß

Geräusche – wenn sie sanft und melodisch sind – empfinden alle Babys als angenehm. Wahrscheinlich sprechen deshalb alle Eltern in einer höheren Tonlage und mit leiser Stimme mit ihrem Kind. Ein einfaches Hörerlebnis können Sie dem Baby verschaffen, wenn Sie ihm öfter mal etwas ins Ohr flüstern. Knabbern Sie ihm dabei etwas am Ohrläppchen – das finden Babys lustig.

Die Spieluhr zum Einschlafen oder Beruhigen findet man in jedem Babyhaushalt. Kombinieren Sie das Hören mit dem Sehen, und hängen Sie zusätzlich ein Mobile übers Babybett. Es gibt auch Spieluhren, die automatisch ein Mobile in Gang setzen.

Die einfachsten Dinge haben für Babys oft die größte Wirkung – rascheln Sie mit Seidenpapier, oder klingeln Sie mit einem Glöckchen. Weil das Hören ja so spannend ist, darf natürlich auch die Babyrassel beim Spielzeug nicht fehlen.

Sind die Babys schon einige Monate alt, so lieben sie auch alles, was Geräusche macht, wenn man es anfaßt – zum Beispiel ein Quietschtier.

So macht das Sehen Spaß

Alles, was sich bewegt, erregt ganz automatisch Babys Aufmerksamkeit – ein Mobile mit großen Teilen über dem Bett ist also fast ein Muß fürs Kinderzimmer. Man kann natürlich auch an der Decke über dem Bett Bilder an der Decke befestigen. Spannender ist es für das Baby allerdings, wenn sich irgend etwas bewegt.

Fast immer, wenn sich Erwachsene über ein Baby beugen, schneiden sie irgendwelche Grimassen. Das ist gut so, denn Babys lieben es, immer „neue" Gesichter zu erforschen. Schon bald werden sie versuchen, die Grimassen nachzuahmen. Man darf dabei auch ruhig ein bißchen übertreiben – zum Beispiel, indem man dem Baby die Zunge herausstreckt.

Für etwas ältere Babys haben auch große, bunte Luftballons oder Seifenblasen eine ungeheure Anziehungskraft.

Tolle Spiele fürs zweite Halbjahr

Babys mit sechs Monaten werden immer unternehmungslustiger. Man muß ihnen schon etwas bieten, denn jetzt können sie auch immer besser ihre Begeisterung für intensiven Körperkontakt ausdrücken. Außerdem ist es an der Zeit, den Gleichgewichtssinn mit ins Spiel zu bringen. Dafür brauchen die Babys noch die Unterstützung und Hilfe der Eltern. Vor allem ist es bei den folgenden Anregungen wichtig, daß Sie nur das machen, was Sie sich selbst zutrauen beziehungsweise was Ihr Kind auch mag.

Hoppe, hoppe Reiter...
(wenn das Kind schon alleine sitzen kann)

Wer kennt dieses Spielchen nicht? Das Kind sitzt auf dem Schoß, und die Mutter oder der Vater bewegt seine Beine sanft im Takt des Liedes. Halten Sie Ihr Kind dabei anfangs am Brustkorb, später an den Unterarmen fest. Wenn dann nach dem Liedtext der Reiter in den Sumpf plumpst, tun Sie so, als ob Ihr Kind herunterfällt. Zur Erinnerung der Liedtext:

> *„Hoppe, hoppe Reiter,*
> *wenn er fällt, dann schreit er.*
> *Fällt er in den Graben,*
> *fressen ihn die Raben.*
> *Fällt er in den Sumpf,*
> *macht der Reiter plumps."*

Sind die Kinder schon fast ein Jahr alt, kann es gar nicht wild genug sein.

Kamelritt

Dabei ist auch der Vater oder die Mutter etwas mehr gefordert: Stützen Sie sich mit Beinen und Armen so ab, daß zwischen Oberschenkeln und Brustkorb eine Kuhle entsteht – das ist der Kamelsattel. Das Baby lehnt mit dem Kopf und dem Rücken an den Oberschenkeln, die Beinchen baumeln links und rechts der Hüfte des Vaters

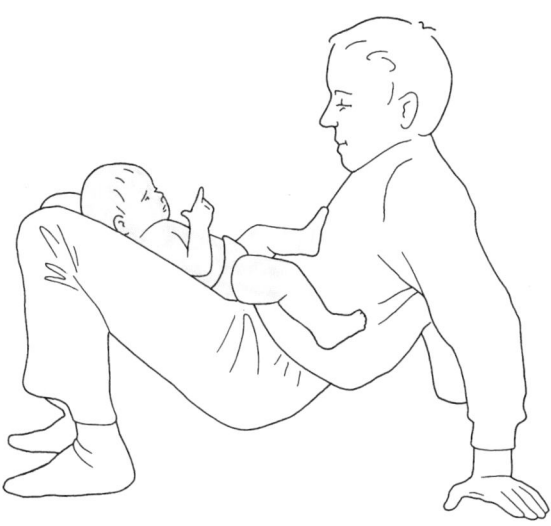

oder der Mutter herunter. Durch Hüftbewegungen setzt sich das „Kamel" in Bewegung. Wichtig dabei ist der Blickkontakt zwischen Mutter/Vater und Kind.

Fersenbeißer

Vater oder Mutter liegt auf dem Rücken, und das Kind liegt ebenfalls mit dem Rücken auf dem Körper von Vater oder Mutter. Die Kinderfüße zeigen ins Gesicht der Eltern. Nun versucht der Erwachsene, das Kind in die Fersen und in den Unterschenkel zu beißen – die Kinder sind hin und her gerissen zwischen Abwehr und Hingabe.

Ballspielerei

Wenn Sie einen großen Gymnastikball im Haus haben, können Sie auch dieses Spiel nachmachen. Legen Sie das Kind mit dem Bauch auf den Gymnastikball, und halten Sie es gut an den Hüften fest. Nun bewegen Sie das Kind langsam nach vorne und wieder zurück. Spannend wird das Spiel, wenn auf der Gesichtsseite ein Spielzeug erscheint, nach dem das Kind greifen will. Wenn das Kind so auf dem Gymnastikball liegt, können Sie auch kreisende Bewegungen

ausführen. Das Kind versucht dann durch geschicktes Ausgleichen
des Körpergewichts das Gleichgewicht zu halten.

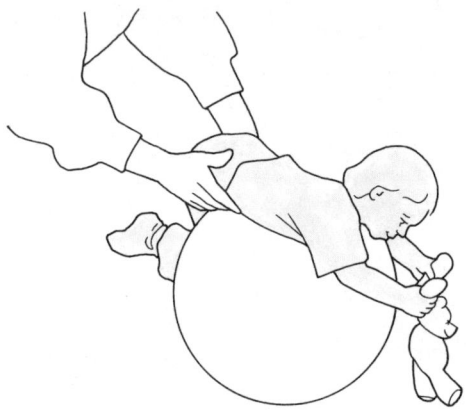

Wenn das Baby schon sitzen kann, setzen Sie es auf den Gymnastikball. Halten Sie es mit beiden Händen am Becken gut fest, und
rollen Sie den Ball so, daß das Kind mit den Händchen auf den Boden kommt. Diese Übung fördert den Stützreflex, Schulter- und
Rückenmuskulatur werden gestärkt – und die „Talfahrt" macht den
Kleinen noch dazu viel Spaß.

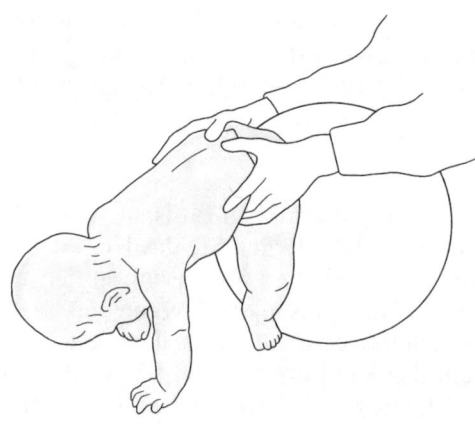

Zum guten Schluß können Sie das Baby nochmals auf den Ball setzen. Halten Sie es diesmal mit einer Hand rund um die Hüfte fest,
mit der anderen Hand führen Sie ein Beinchen hinunter zum Boden
und lassen das Füßchen mit der Ferse auftippen.

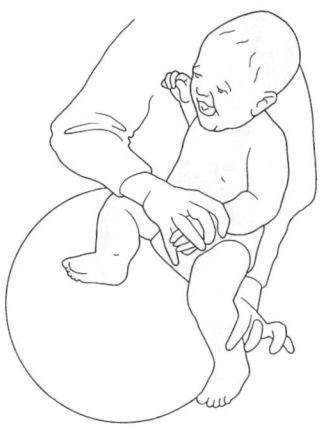

Bein-Schaukel

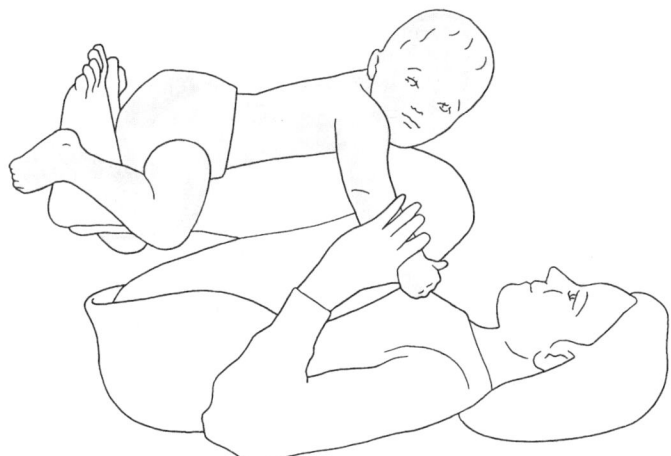

Legen Sie sich auf den Rücken, und ziehen Sie die Beine an. Das
Baby legen Sie auf Ihre Unterschenkel, stützen es am Po durch Ihre
Füße ab und fassen es an den Armen. Wippen Sie nun mit den Unterschenkeln, oder fahren Sie die Beine wie ein Kran nach oben hin
aus. Beim Auf- und Abwippen kribbelt es in Babys Bauch. Je weiter
Mutter oder Vater die Beine nach oben strecken, desto größer wird
der Nervenkitzel.

Kleiner Reiter

Wenn das Baby schon gut sitzen kann, kann es auch reiten. Zum
Beispiel auf Mutters oder Vaters ausgestrecktem Bein. Sie setzen
sich dabei auf einen Stuhl (oder eine Couch) und winkeln ein Bein
ab. Das andere Bein wird gerade ausgestreckt, und darauf sitzt das
Kind. Halten Sie es gut mit beiden Händen in Höhe des Brustkorbs
fest. Jetzt wird mit dem ausgestreckten Bein gewippt.

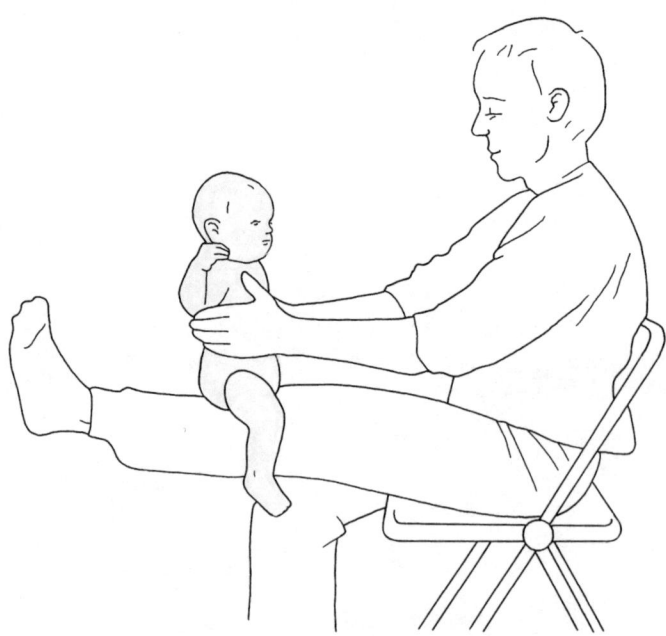

Kleiner Flieger

Babys lieben das Schweben in der Luft – spielen Sie mit ihm Flugzeug. Fassen Sie dazu das Kind mit beiden Händen im Rippenbereich (Daumen am Brustkorb, Finger am Rücken), und lassen Sie Babys Beine baumeln. Noch mehr Spaß macht es den kleinen Fliegern, wenn Sie sich dabei im Kreis drehen (langsam, damit Ihnen nicht schwindelig wird).

Babys in ihrem Element

Im Wasser sind Babys in ihrem Element – das behaupten Experten, und das erscheint auch logisch, weil Babys ja die neun Monate bis zur Geburt eben in diesem Element verbracht haben. Das Babyschwimmen gehört heute zum fast ganz normalen Angebot von privaten und öffentlichen Badebetrieben. Oft werden auch „Mutter-Kind-Schwimmkurse" offeriert, und das ist wohl auch die beste Möglichkeit, das Baby mit dem Wasser vertraut zu machen. Denn auch wenn das Wasser offensichtlich das richtige „Element" für Kinder ist, so ist es trotz allem gewöhnungsbedürftig.

Hat Babyschwimmen etwas mit dem herkömmlichen Schwimmen zu tun?

Babyschwimmen und Schwimmen, so wie die Erwachsenen es verstehen, sind zwei verschiedene Dinge. Das richtige Schwimmen können Kinder erst mit etwa vier Jahren erlernen, denn vorher beherrschen sie nicht die erforderliche Atemtechnik und Körperkoordination. Beim Babyschwimmen hingegen geht es lediglich um den Spaß an der Sache – um das Vertrautwerden mit dem Wasser und das Verlieren von Ängsten.

Ab welchem Alter können Babys zum Babyschwimmen?

Zum Babyschwimmen kann man erst mit etwa drei Monate alten Kindern gehen. Bis es soweit ist, sollte man das Kind zu Hause beim Baden mit dem Element Wasser vertraut machen.

Wie kann man Babys auf das Babyschwimmen vorbereiten?

Die beste Vorbereitung ist wahrscheinlich schon das Baden an sich. Die meisten Kinder mögen das Wasser, können sich dabei entspannen und fühlen sich sichtlich wohl. Um es so angenehm wie möglich zu machen, sollte die Wassertemperatur bei 37 Grad liegen und auch das Badezimmer gut beheizt sein. Bevor Sie den ersten Babyschwimmtermin einplanen, müssen Sie jedoch das Kind an etwas kühlere Temperaturen gewöhnen – zum Beispiel durch einen

Waschlappen, der etwa nur 35 Grad (später 32 Grad) hat und mit dem Sie ihm sachte über die Schultern streichen.

Vertrauen ist beim Babyschwimmen eine ganz wesentliche Sache – also baden Sie mit dem Baby in der großen Wanne, so daß es weiß, daß Sie es auch im Wasser sicher halten.

Welche Vorteile bringt Babyschwimmen?

Will man den verschiedenen Experten glauben, so bringt Babyschwimmen unendlich viele Vorteile:

▷ Das Wasser stimuliert die Sensorik und Motorik des Kindes. Bewegungen sind im Wasser leichter zu vollziehen, das fördert die motorischen Fähigkeiten. Außerdem eröffnet sich damit für Babys eine völlig neue Erlebniswelt – und das regt auch die geistige Entwicklung an.

▷ Kinder, die sich nicht gerne bewegen, werden durch das Wasser zu vermehrter Bewegung angeregt. Kinder, die eher zu aktiv sind, werden durch das Babyschwimmen beruhigt.

▷ Babyschwimmen hat einen gewissen Abhärtungseffekt. Die Kinder sind weniger infektanfällig, stärken beim Babyschwimmen Herz und Kreislauf und haben eine verbesserte Atmung.

▷ Auch das soziale Verhalten wird durch das Babyschwimmen positiv beeinflußt. Das Selbstbewußtsein wird gestärkt, und Ängste werden abgebaut.

Welche Babys sollten nicht zum Babyschwimmen gehen?

Kinder, die in irgendeiner Weise krank oder infektanfällig sind, sollten nicht zum Babyschwimmen gehen. Das gleiche gilt für Babys, die häufiger eine Ohrenentzündung hatten, sich leicht erkälten oder zu Pilzinfektionen neigen. Auf alle Fälle sollten Sie den Kinderarzt fragen, bevor Sie mit dem Kind zum Babyschwimmen gehen.

*Welche Voraussetzungen muß ein Schwimmbad zum
Babyschwimmen erfüllen?*

▶ Die Wassertemperatur im Schwimmbecken muß zwischen 31
und 33 Grad Celsius betragen. Bei niedrigeren Temperaturen
würden die Babys noch zu schnell auskühlen. Es könnte auch zu
Infekten, zum Beispiel einer Blasenentzündung kommen.

▶ Das Schwimmbecken sollte einen Bereich haben, der etwa 1,30
Meter tief ist, so daß Sie selbst sicher stehen können und dabei
auch das Kind sicher halten. Dieser Bereich sollte vom übrigen
Schwimmbetrieb abgetrennt oder für eine Mutter-Kind-Gruppe
für eine bestimmte Zeit reserviert sein.

▶ Wenn Sie keine Mutter-Kind-Schwimmgruppe besuchen wollen
oder können, wählen Sie eine Zeit, in der nicht zuviel Betrieb ist.
Das Kind braucht Ruhe, um den Wasserkontakt zu genießen.

Welche Vorbereitungen muß man für das Babyschwimmen treffen?

Nackt dürfen Babys fast nirgendwo ins Wasser – zumeist müssen sie
ein Höschen tragen, manchmal sogar eine Windel. Natürlich brauchen Sie alle nötigen Pflegeartikel und ein großes, flauschiges
Handtuch. Nasse Babyhaare müssen nach dem Schwimmen
trockengeföhnt werden. Nehmen Sie auch Spielzeug und Schwimmhilfen mit zur Schwimmstunde.

Welche Schwimmhilfen braucht das Kind?

Alle angebotenen Schwimmhilfen haben Vor- und Nachteile. Auch
wenn Sie dem Kind damit eine gewisse Sicherheit geben, dürfen
Sie es im Schwimmbecken nie aus den Augen lassen. Ob
Schwimmflügel, Schwimmreifen oder Schwimmgürtel das richtige
sind, ist pauschal nur schwer zu beantworten. Was in welcher Situation das beste ist, erfahren Sie von den Kursleitern von Baby-
schwimmgruppen oder bei den Jugendbeauftragten von Schwimm-
vereinen. Es ist generell zu empfehlen, die ersten Babyschwimm-

stunden unter Anleitung zu absolvieren, auf alle Fälle sollten aber zwei Erwachsene (zum Beispiel Mutter und Vater) mit dabeisein.

Wie lange sollten Babys im Wasser bleiben?

Anfangs darf eine „Schwimmstunde" nicht länger als zehn bis fünfzehn Minuten dauern. Später halten es die Kinder auch 30 bis 40 Minuten aus. Hat sich das Kind erst einmal daran gewöhnt, will es meistens überhaupt nicht mehr aus dem Wasser heraus.

Sind alle Babys vom Babyschwimmen begeistert?

Die meisten Babys mögen das Wasser und fühlen sich darin wohl. Aber es gibt auch sehr viele Babys, die das Wasser nicht mögen und mit Weinen darauf reagieren. Fühlt sich Ihr Kind im Wasser nicht wohl, erzwingen Sie nichts. Auch das Babyschwimmen sollte – wie alle anderen Bewegungsmöglichkeiten – in erster Linie Spaß machen und nicht aus falschem Ehrgeiz „durchgezogen" werden.

Es gibt eine ganze Reihe von Möglichkeiten, was beim Babyschwimmen mit den Kindern gemacht werden kann. Konkrete Übungsanleitungen werden aber an dieser Stelle nicht gegeben. Wenn Sie mit Ihrem Kind zum Babyschwimmen gehen wollen, erkundigen Sie sich nach Angeboten zum Mutter-Kind- oder Babyschwimmen. Sicherheit und Spaß ist das oberste Gebot – beides ist am ehesten in einem betreuten Angebot gewährleistet.

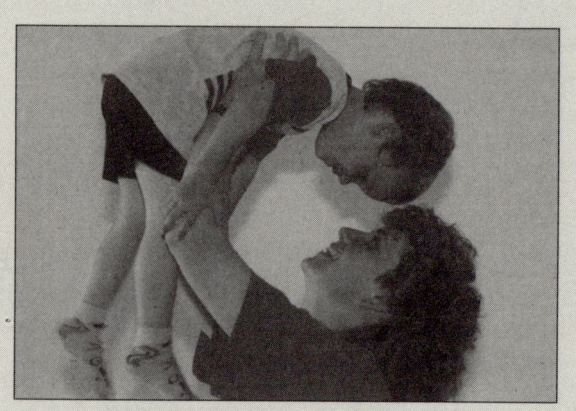

Entdeckungsreise ins Land der Bewegung

Toben, Turnen und Bewegungsspiele
für Kleinkinder bis zum dritten Lebensjahr

Wenn Kinder erst einmal laufen können, öffnet sich für sie eine völlig neue Welt der Bewegung. Toben, Hüpfen und Springen beflügelt ihre Phantasie, macht selbstbewußt und mutig. In diesen beiden Lebensjahren zwischen dem ersten und dem dritten Geburtstag wollen Kinder immer mehr – mehr Abenteuer, mehr Anregungen, mehr Aktivität. Manchmal auch zuviel für die gestreßten Nerven der Eltern.

Die beste Therapie für Eltern und Kind ist das gemeinsame Erleben. Gehen Sie mit Ihrem Kind auf Entdeckungsreise durch das wunderbare Land der Bewegung: Toben Sie gemeinsam auf dem Boden oder im Garten, bringen Sie mit Bällen, Bändern, Kegeln und Kugeln Phantasie ins Spiel, turnen Sie vor, was das Kind nachturnen soll. Sie werden dadurch eine völlig neue Welt der Bewegung kennenlernen.

Die Entwicklung des Kindes im zweiten und dritten Lebensjahr

Wenn Sie denken, das erste Lebens- und Entwicklungsjahr eines Kindes ist spannend, dann warten Sie erst einmal ab, was sich im zweiten und dritten Lebensjahr alles tut. Sicher, so rührende Ereignisse wie das erste Lächeln auf Babys Gesicht oder die Freude über die ersten Krabbelversuche sind es dann nicht mehr, die Elternherzen höher schlagen lassen. Dafür nehmen die lieben Kleinen jetzt die Nerven der Eltern unter Beschuß. Irgendwann um den ersten Geburtstag herum, spätestens aber mit 20 Monaten, machen sich alle Kinder auf die Beine – und entdecken damit eine völlig neue Dimension der Bewegung. Ein Entwicklungsschritt mit Folgen, denn mit dem Laufen erreichen die Kleinkinder eine ungeheure Selbständigkeit. Irgendwann in dieser Phase, zwischen einem und zwei Jahren, schauen die Eltern ihre Kinder an und stellen fest, daß die Babyzeit nun endgültig vorbei ist. Die Persönlichkeit nimmt deutliche Konturen an.

13. bis 15. Monat:

Die Kinder können jetzt ihre Position selbst wählen – von der Krabbelstellung zum Sitzen, von allen vieren zum Stehen. Wenn sie sich festhalten, können sie auch schon an Möbelstücken entlanglaufen. Manchmal stehen sie frei im Raum und machen alleine zwei, drei Schritte, um sich wieder irgendwo festzuhalten. Der Gleichgewichtssinn ist schon ziemlich gut ausgeprägt, nur beim Laufen sind die meisten Kinder noch ziemlich instabil.

15. bis 19. Monat:

Viele Kinder können jetzt schon laufen, ihr Gleichgewichtsgefühl wird auch in dieser Position immer besser. Sie gehen ohne Hilfe, jedoch breitbeinig und mit angehobenen Ellbogen. Kaum können die Kleinen laufen, beginnen sie auch schon, mit dieser neuen Bewegungsart zu experimentieren: Mit 18 Monaten versuchen sie rückwärts zu laufen, heben Gegenstände vom Boden auf und können mit Hilfe Treppen steigen.

20. bis 24. Monat:

Die Bewegungsabläufe sind jetzt ziemlich perfekt. Laufen, auch schon ganz schnell, bereitet keine Probleme mehr. Jetzt können sich die Kinder auch gut bücken, ohne das Gleichgewicht zu verlieren. Das Kind probiert vieles aus, zum Beispiel, auf einem Bein zu stehen oder zu hüpfen.

Der Bewegungsdrang und die Risikobereitschaft der Ein- bis Dreijährigen stellt manche Eltern jetzt auf eine harte Bewährungsprobe. Die Welt der Kleinkinder ist Spiel und Bewegung. Sie lassen sich nicht mehr einfach „anfassen" und ihren Körper „bewegen", das wollen sie selbst tun. Sie zu einer gezielten Bewegung anzuleiten, ist unmöglich, man kann sie nur zum Nachahmen animieren.

Mal richtig toben!

Die Kleinkinder zwischen einem und drei Jahren stecken voller Energie. In ihrem Bewegungsdrang sind die lieben Kleinen fast nicht mehr zu bremsen. Sie klettern zehnmal hintereinander auf die Couch und wieder herunter, tanzen auf dem Tisch und hüpfen von Stühlen herunter. Auch wenn Mutters Herz manchmal stehenbleibt, man muß sie einfach gewähren lassen. Die Kinder leben ja nur ihren ganz natürlichen Bewegungsdrang aus. Und tun damit instinktiv genau das Richtige: Sie fördern durch diese körperlichen Kraftaktionen ihre gesunde Entwicklung, der Kreislauf kommt in Schwung, die Atmung wird verbessert, die Muskeln stärken sich, und auch das Knochenwachstum wird angeregt. Dadurch, daß das Kind ständig seine Grenzen neu austestet, werden seine Bewegungen geschickter, und der Gleichgewichtssinn wird geschult.

Wer so ein Temperamentsbündel zu Hause hat, weiß, daß die stillen Stunden des Babydaseins endgültig vorüber sind. Gut so, denn es gibt für die Kinder noch so viel zu entdecken. Eine gezielte Anleitung zur Bewegung ist in dieser Altersstufe kaum möglich und auch nicht nötig. Spaß an der Bewegung steht jetzt an oberster Stelle, und dazu gehört für die Kleinen auch das Herumtoben mit Mutter und Vater.

Aber richtig toben, das ist gar nicht so einfach. Die Erwachsenen haben es meist schon verlernt oder haben nicht unbedingt den Mut, die tollkühnen Aktionen der Junioren mitzumachen. Und trotzdem ist das Toben jetzt ungeheuer wichtig. Es ist für diese Altersstufe, in der die Kinder immer selbständiger werden, eine Möglichkeit, den Körperkontakt aufrechtzuerhalten. Und die Kinder genießen es, wenn sie mit den Eltern in der Wohnung herumtollen dürfen. Zum Herumtoben braucht man eigentlich keine Anleitung, aber wer noch Ideen sucht, findet sie in diesem Kapitel.

Auf den Boden, fertig, los!

Zuerst einige Ideen für das Herumtoben mit Kleinkindern, die noch überwiegend krabbeln und nicht sicher selbständig laufen können.

Hoch das Bein

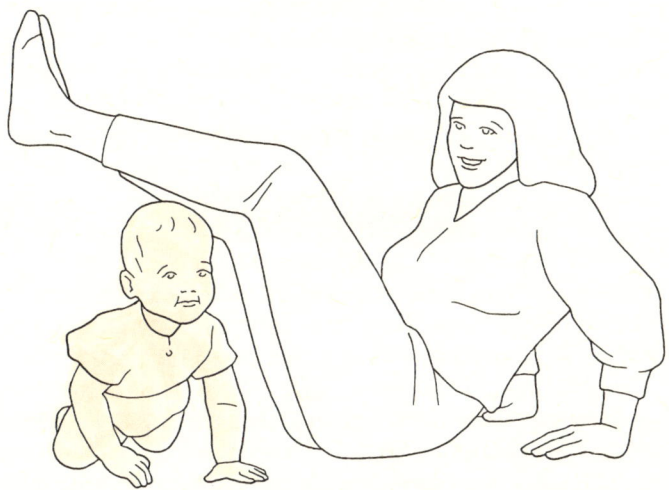

Die Mutter oder der Vater setzt sich auf den Boden und hebt beide Beine gleichzeitig an. Das tut den Bauchmuskeln gut. Das Kind wird mit Vergnügen darunter hindurchkrabbeln. Senken Sie die Beine langsam, so daß der „Tunnel" immer niedriger wird, durch den das Kind krabbeln soll. Zum Schluß umschließen Sie das Kind mit Ihren beiden Beinen, und nehmen Sie es so „gefangen". Dann ist Schmusen angesagt.

Irrgarten

Gehen Sie auf die Knie, und stützen Sie sich mit den Händen ab. Ihr Kind soll nun unter Ihrem Bauch durchkrabbeln. Ist ein zweiter Spielpartner dabei, kann der das Kind animieren, auch andere Wege unter der Mutter oder dem Vater hindurch zu finden. Zum Beispiel das Kind zwischen den aufgestützten Armen oder Beinen hindurchkrabbeln lassen. Spielen Sie dabei auch das allseits beliebte „Guck, guck – wo bist du?"-Spiel.

Klettergarten

Legen oder setzen Sie sich auf den Boden, und lassen Sie das Kind an sich herum- und über sich hinüberklettern. Bauen Sie mit dem eigenen Körper Hindernisse, zum Beispiel, indem Sie ein Bein nach oben wegstrecken oder plötzlich Ihre Lage verändern. Und zwischendurch die Schmusepausen nicht vergessen!

Achtung – Sackgasse!

Kinder lieben Hindernisse. Blockieren Sie mit Ihren Beinen einen Zimmerteil, zum Beispiel zwischen Tisch und Wand. Plazieren Sie dahinter interessantes Spielzeug, oder ein Spielpartner lockt das Kind in den blockierten Teil des Zimmers. Wenn das Kind versucht, über die Schranke (Ihre Beine) zu klettern, heben Sie diese etwas an, versucht es, darunter hindurchzukrabbeln, senken Sie die Beine wieder. Natürlich das Kind nicht ärgern, sondern beim dritten Versuch auch durchlassen – zum Beispiel, indem Sie die Beine anheben und die Schranke öffnen.

Kleine Akrobaten

Ganz schön schwierig für einen Erwachsenen, die Zehenspitzen zum Gesicht zu führen oder gar in den Mund zu stecken. Versuchen Sie es trotzdem – allein schon, um dem Kind den Triumph zu lassen, das es diese Übung viel besser beherrscht als die Großen.

Und wenn die Kinder schon sicher laufen können, geht es erst richtig los:

Schildkröte

Vater oder Mutter kauert sich auf den Boden wie eine Schildkröte. Es braucht nicht viel Aufforderung, dann wird das Kind versuchen, diese „Schildkröte" zum Leben zu erwecken. Klettert das Kind auf Sie drauf, fangen Sie an, sich zu bewegen. Gehen Sie sanft hoch und hinunter, machen Sie sich breit oder ganz schmal. Das schult den Gleichgewichtssinn und lockert die Muskulatur.

Pferdchen lauf geschwind!

Alle Kinder reiten gerne – anfangs am liebsten auf Mutters oder Vaters Rücken. Legen Sie sich zum Aufsteigen flach auf den Bauch; nur beim ersten Reitversuch wird jemand das Kind auf den Rücken heben müssen, dann steigt es mit Begeisterung selbst drauf. Stützen Sie sich mit den Unterarmen ab, und bewegen Sie das Becken auf und ab. Schon bald wird Ihnen das Kind die Sporen geben.

Schubkarre

Ihr Kind liegt auf dem Bauch, und Sie umfassen mit beiden Händen den Unterbauch oberhalb der Hüfte. Heben Sie so die Beine des Kindes an; es wird sich auf den Händen abstützen und mit den Händen vorwärts laufen. Ein Spielzeug in einiger Entfernung dient anfangs als Anreiz.

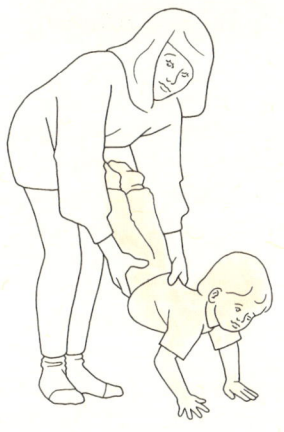

Klimmzug

Ihr Kind sitzt auf dem Boden, und Sie knien vor ihm. Mit der linken Hand halten Sie seine beiden Hände fest, mit der rechten Hand fassen Sie seine Füße und halten sie sanft auf dem Boden. Das Kind soll sich jetzt hochstemmen und dabei den Körper steif machen. Anfangs geht es leichter, wenn Sie mit Ihrer linken Hand das Kind behutsam hochziehen.

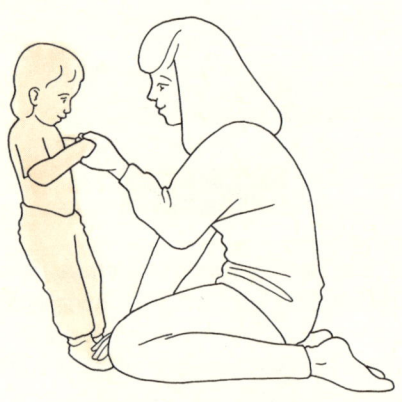

Schaukelpäckchen

Das Kind sitzt wiederum – diesmal mit angewinkelten Beinen – auf dem Boden. Sie stellen sich hinter das Kind und heben es hoch. Dabei umfassen Sie von außen her die Kniekehlen, das Kind hält sich zusätzlich an Ihren Unterarmen fest. Heben Sie das „Päckchen" so auf Hüfthöhe, und schaukeln Sie es schwungvoll vor und zurück.

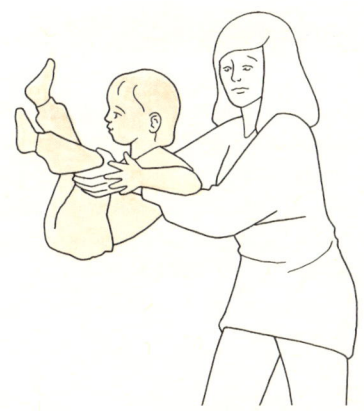

Ruhekissen

Vater oder Mutter und Kind liegen aufeinander am Boden. Der Erwachsene liegt auf dem Rücken, das Kind in Bauchlage auf seinem Körper, und zwar so, daß das Kindergesicht in Richtung der Füße des Erwachsenen liegt. Dann muß sich das Kind ganz steif machen, der Vater oder die Mutter zieht dann nämlich die Beine an. Das Kind umfaßt dabei die Unterschenkel des Erwachsenen, während der Vater oder die Mutter das Kind (bei ausgestreckten Armen) an den Unterschenkeln festhält.

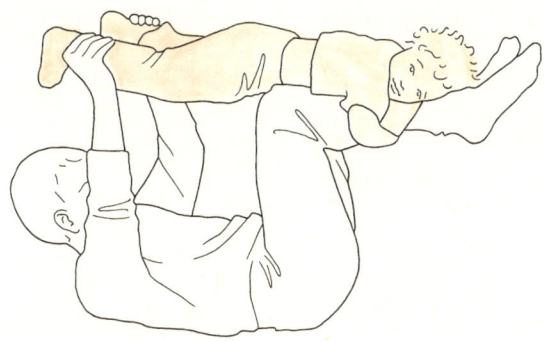

Radfahren auf dem Trockenen

Vater (oder Mutter) und Kind sitzen sich gegenüber. Großen und kleinen Fuß mit den Fußsohlen aneinanderpressen und langsam anheben, dann wieder senken. Klappt das schon ganz gut, kommt auch das zweite Bein hinzu. Beide Beine gleichzeitig anheben und senken. Ist das Radfahr-Duo in dieser Übung perfekt, kann das richtige Radfahren auf dem Trockenen beginnen.

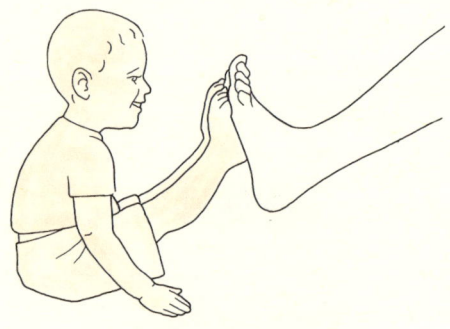

Bein-Schaukel

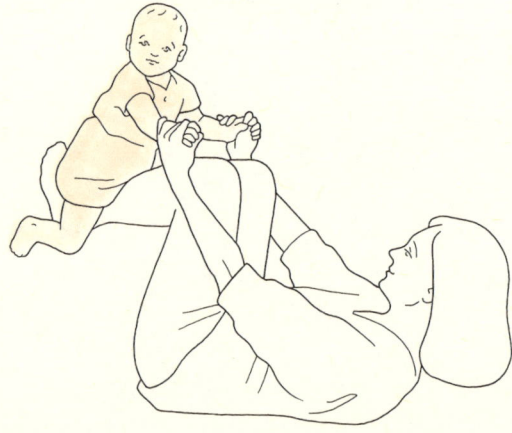

Setzen Sie das Kind auf Ihre Unterschenkel, knapp vor dem Fußgelenk, und heben Sie beide Beine gleichzeitig hoch. Den Kinderpo stützen Sie mit Ihren Füßen und halten das Kind an den Händen. Wippen Sie so mit den Beinen, daß es zu einer Schaukelbewegung kommt. Dann die Beine wieder langsam auf den Boden senken. Ein gutes Training für Mutters oder Vaters Bauchmuskeln.

Beinschaukel mit Kipp-Effekt

Sie machen mit dem Kind die Beinschaukel wie oben beschrieben; wenn das Kind schon mutig genug dafür ist, kommt der Kipp-Effekt hinzu. Das Kind beugt sich nach hinten, sobald die Beine des Vaters oder der Mutter auf den Boden zurückkehren. Mit sanftem Zug an den Ärmchen wird das Kind in die Sitzposition zurückgebracht. Diese Schaukel-Variation paßt auch gut zum Lied „Hoppe, hoppe, Reiter" – wenn der Reiter zum Schluß „plumps" macht, kippt das Kind nach hinten weg! Aber bitte dabei immer gut an den Ärmchen festhalten.

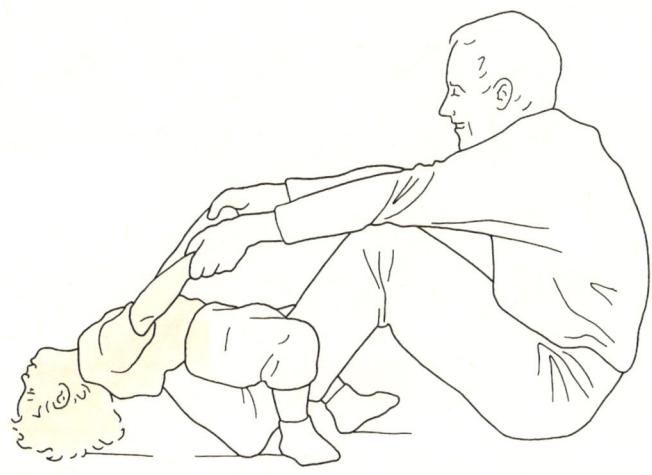

Noch ein bißchen toller darf mit den Zwei- bis Dreijährigen getobt werden:

Klettermax

Als Kletterbaum muß Mann oder Frau recht standfest sein. Sie stellen sich mit leicht gegrätschten Beinen hin und fassen das Kind an den Unterarmen und Händen. Das Kind beginnt nun über Ihre Beine hinauf zum Oberkörper zu klettern – ganz Mutige kommen auf diese Weise sogar bis zu den Schultern. Ist das Kind so weit hochgeklettert, legen Sie es auf Ihre Schulter – halten Sie es dabei an den Beinen fest – und gehen Sie selbst auf die Knie. Wenn Sie sich auf den Knien nach hinten beugen, dabei Ihr Kind am Rücken hinuntergleiten lassen, kann das Kind sich mit den Händen abstützen und wegkrabbeln.

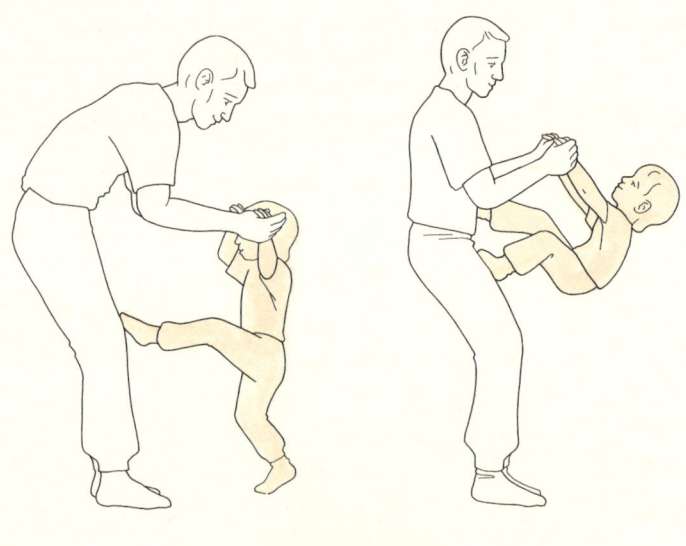

Futterneid

Mutter (oder Vater) und Kind nehmen jeweils ein Ende einer Knabberstange in den Mund. Biß für Biß kommen sich die beiden näher – die Stange darf beim Aufessen natürlich nicht herunterfallen. Zur Belohnung gibt es einen Kuß.

Flotter Reiter

In diesem Alter sind die kleinen Reiter schon viel sicherer. Gehen Sie auf alle viere, und lassen Sie das Kind auf Ihren Rücken klettern. So können Sie als Pferdchen mit Ihrem Kind als Reiter durchs Zimmer traben. Viel Spaß macht es den Kleinen, wenn Sie so tun, als ob das Pferd seinen Reiter gleich abwirft.

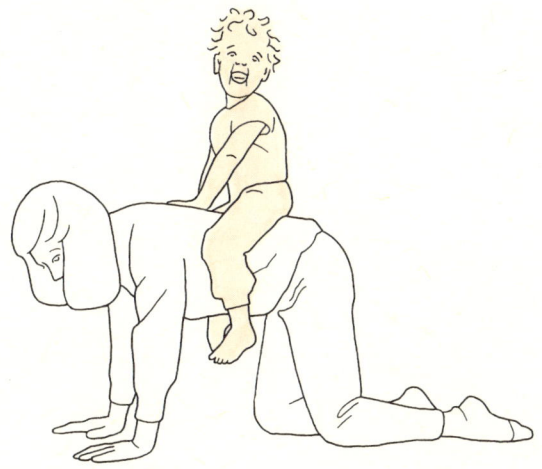

Starke Nummer

Das Kind sitzt auf dem Boden, und Sie ziehen es an den Ärmchen in den Stand (immer leicht diagonal ziehen). Tun Sie so, als ob das unendlich schwer ist. Dann ist das Kind dran – Sie sitzen auf dem Boden, und das Kind zieht Sie hoch. Natürlich versuchen Sie, etwas mitzuhelfen.

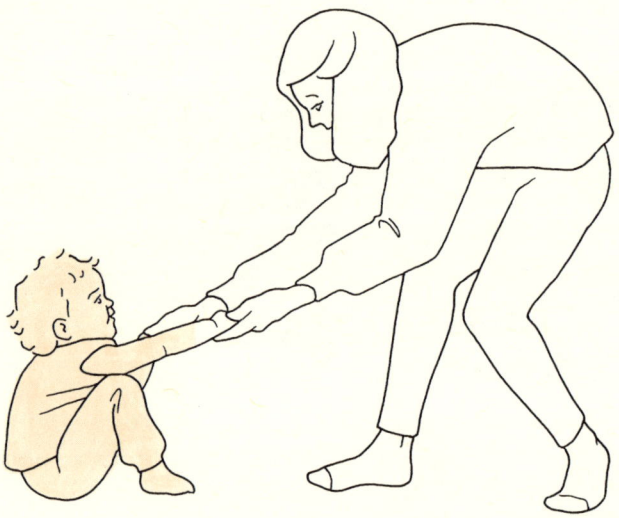

Bewegung – eine Spielerei

Alles Spiel ist für die Kinder zwischen einem und drei Jahren auch mit Bewegung verbunden. Bälle, Bänder, Stöckchen, Kissen und Matratzen animieren den Spieltrieb, und die lieben Kleinen entwickeln eine ungeheure Phantasie, wenn es darum geht, sich mit den verschiedensten Gegenständen immer neue Bewegungsspiele auszudenken.

Die Eltern sind verständlicherweise stolz auf den Nachwuchs, der schon so geschickt mit dem Ball hantiert oder auf schwankendem Untergrund die Balance hält. Sie können gar nicht genug davon bekommen, den Kleinen beim Spielen zuzusehen. Der Ehrgeiz kommt mit ins Spiel, man will dem Kind zeigen, wie man welches Spielzeug richtig einsetzt. Doch dann winken die Kinder ab – an Perfektion haben sie kein Interesse. So schnell sie sich für eine Sache begeistern können, so schnell ist die Begeisterung auch schon wieder verflogen. Ausdauer ist für Kleinkinder ein Fremdwort.

Nicht viel anders wird es Ihnen gehen, wenn Sie die folgenden Spielideen in die Tat umsetzen wollen. Mal gelingt es ganz gut, ein anderes Mal sind tausend Sachen wichtiger. Verlieren Sie nicht den Mut, und lassen Sie sich auch nie dazu hinreißen, dem Kind ein Spiel aufzudrängen. Am besten kann man das Interesse an einer Sache wecken, indem man sie selbst macht und das Kind nicht ständig zum Mitmachen auffordert.

Auf den folgenden Seiten werden nun einige Anregungen gegeben, wie man mit Spielutensilien, die es in jedem Haushalt gibt, Kleinkinder zu gezielten Bewegungen anleiten kann. Eine Erfolgsgarantie gibt es dazu nicht, denn noch fehlt das sprachliche Verständnis. Aus diesem Grund sind viele der hier beschriebenen Bewegungsspiele mit Gegenständen erst für Kinder ab zwei Jahren möglich. Aber man kann nicht früh genug anfangen, sie immer wieder dazu hinzuführen.

Spiele mit dem Ball (ab einem Jahr)

Werfen und Fangen

Spiele mit dem Ball lieben alle Kinder. Anfangs ist es jedoch noch schwer, das runde Ding geschickt zu werfen oder gar zu fangen. Setzen Sie sich dem Kind gegenüber auf den Boden. Geben Sie dem Kind einen Ball, und animieren Sie es, Ihnen den Ball zuzuwerfen. Kleinkinder werfen Bälle zunächst von unten nach oben, erst später lernen sie den Ball „richtig" zu werfen. Übrigens: Es gibt spezielle „Baby-Bälle" mit Griffmulden, damit läßt sich anfangs besser üben.

Ball-Balancieren

Das Spiel „Wie groß bist du?" kennen Sie bestimmt. Die Kinder heben dann die Ärmchen an und zeigen, wie groß sie sind. Spielen Sie dieses Spiel und geben Sie dabei dem auf dem Boden sitzenden Kind einen Ball in beide Hände. Das stärkt die Rückenmuskulatur, da die Kleinen dabei kerzengerade sitzen, um den Ball nicht zu verlieren.

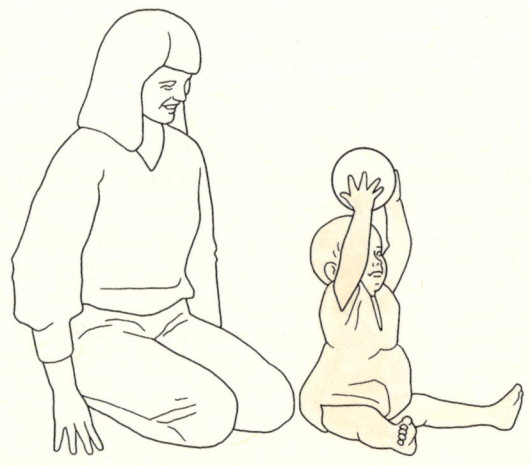

Fußball

Ihr Kind liegt auf dem Rücken. Sie halten einen Ball in einigem Abstand über den Beinen des Kindes. Animieren Sie Ihr Kind, mit dem Füßchen nach dem Ball zu treten. Da Erfolgserlebnisse ganz wichtig sind, unterstützen Sie den Ballkontakt, indem Sie den Bewegungen des Kindes folgen.

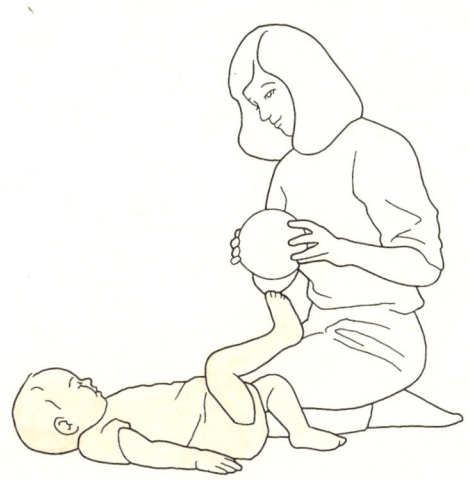

Rollerball

Setzen Sie sich mit gespreizten Beinen Ihrem Kind gegenüber, und zeigen Sie ihm, daß es die Beinchen ebenso abspreizen soll. Rollen Sie ihm einen Ball entgegen, so daß es ihn gut fangen kann. Jetzt sollte der Ball zu Ihnen herübergerollt werden.

Ab zwei Jahren:

Ball-Parcours

Bauen Sie mit Bauklötzchen oder Plastikbechern einen Parcours auf. Zeigen Sie dem Kind, wie es einen Ball durch diesen Parcours hindurchführen kann. Dann soll das Kind selbst den Ball übernehmen und um die Hindernisse herumführen. Am Ziel wartet selbstverständlich eine Belohnung.

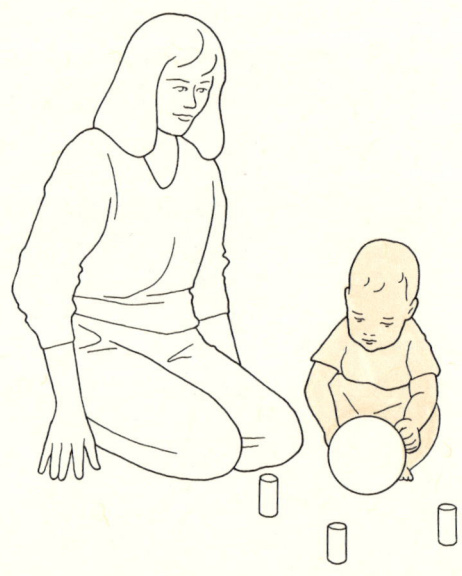

Schwingball

Das Kind hat einen Ball in beiden Händen und hält diese über seinem Kopf. Mit Schwung geht es nun hinunter in die Hocke, und der Ball wird durch die Beine hindurch nach hinten weggeworfen. Machen Sie dem Kind diese Übung vor.

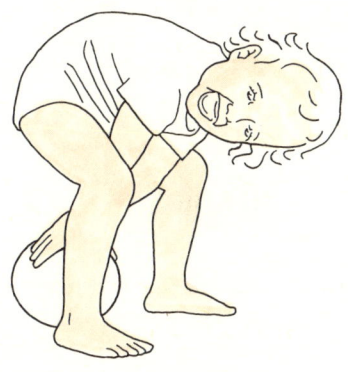

Fußtraining

Das Kind sitzt auf dem Boden, und Sie geben ihm einen Ball zwischen die Füßchen. Mit denen soll es den Ball nun gut festhalten und die gestreckten Beinchen anheben – und wieder absenken. Es kann aber auch den Ball mit den Füßchen in die Höhe heben und, oben angekommen, fallen lassen. Je höher, desto besser.

Kunststückchen

Das Kind liegt auf dem Bauch, und Sie geben ihm einen Ball in eine Hand. Diesen Arm soll es nun so weit wie möglich nach oben ausstrecken, ohne daß das Kind den Ball verliert.

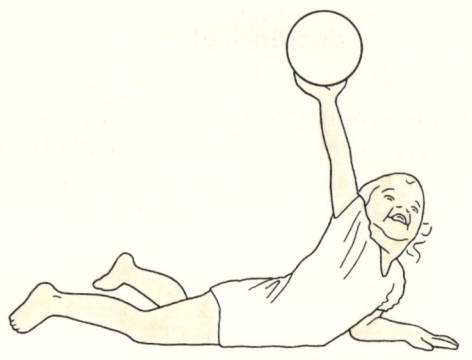

Spiele mit Stöcken (ab zwei Jahren)

Bärenbaby

Das Kind liegt auf dem Rücken und streckt alle viere nach oben. Sie geben dem Kind ein kleines Stöckchen (oder ähnliches, zum Beispiel eine größere Plastikflasche) in den Hände und führen auch die Beinchen zum Stöckchen hin. Füßchen und Händchen umklammern nun den Stock, und das Kind muß ihn gut festhalten, denn Sie schaukeln in dieser Position das „Bärenbaby" am Stock sanft hin und her.

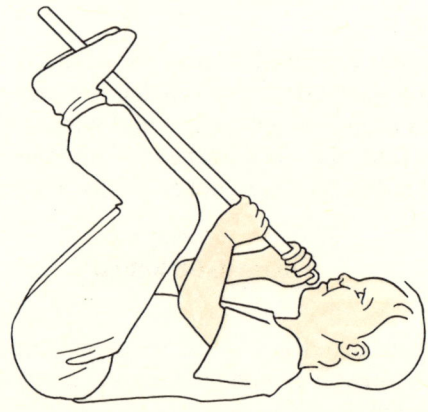

Ruder-Duo

Sie und Ihr Kind sitzen dicht hintereinander auf dem Boden. Die Beine sind ausgestreckt, leicht gegrätscht und die Knie durchgedrückt. Auch die Arme sind nach vorne ausgestreckt, und in den Händen halten beide einen Besenstiel oder Stock. Jetzt rudern Sie – gehen Sie dazu mit den Oberkörpern weit nach vorne und wieder zurück. Das rhythmische Spiel können Sie so lange machen, wie es dem Kind Spaß macht.

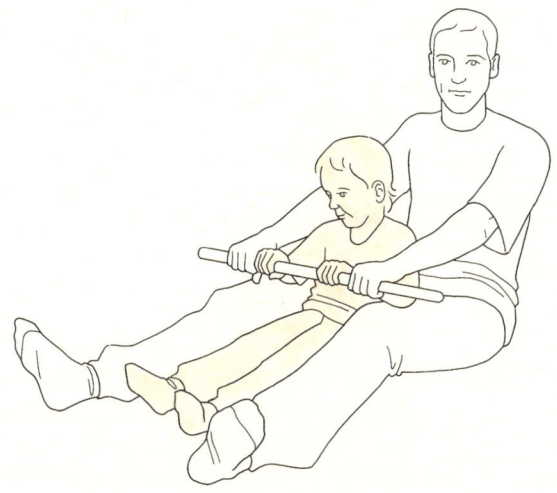

Durchhänger

Nehmen Sie einen Besenstiel in beide Hände, und stellen oder knien Sie sich hinter Ihr sitzendes Kind. Das Kind hebt die Arme und umfaßt ganz fest den Besenstiel. Ziehen Sie so das Kind aus dem Sitzen zum Stehen und/oder auf die Zehenspitzen. Wenn es Ihre Kräfte erlauben, können Sie das Kind auch so weit hochziehen, daß es mit den Beinen baumeln kann. Diese „freie" Gefühl lieben alle Kinder, und noch dazu stärkt es die Bauch- und Oberschenkelmuskulatur.

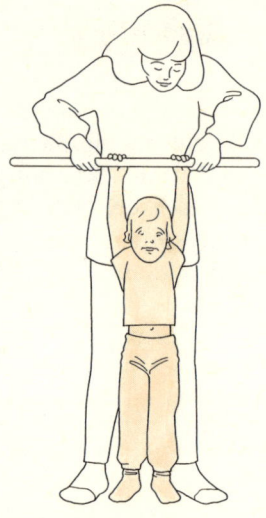

Spiele mit Kissen (ab zwei Jahren)

Lastesel

Spielen Sie mit dem Kind „Lastesel". Dazu geht das Kind auf alle viere, und Sie legen ihm dann ein Kissen auf den Rücken. Mit dieser schweren „Last" soll das Kind nun durch das Zimmer krabbeln. Diese einfache Übung schult die Balance und fördert die Körperkoordination. Sie können natürlich auch um die Wette „Lastesel" spielen, indem Sie sich auch selbst ein Kissen auf den Rücken legen.

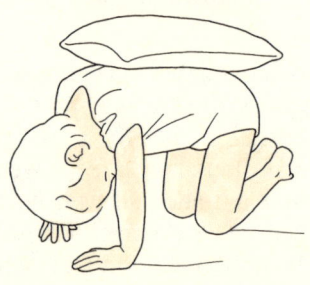

Oder legen Sie für den „Lastesel" einen Parcours aus, durch den er laufen muß.

Kissenschlacht

Das Werfen mit Kissen darf natürlich an dieser Stelle nicht fehlen. Wie man das macht – und daß man es am besten im Bett macht –, muß wohl kaum erklärt werden. Lustiger wird es auf alle Fälle, wenn mehrere Kinder an der Kissenschlacht beteiligt sind.

Kunststück

Einiges an Körperkoordination und Balancegefühl verlangt diese Übung: Ihr Kind kniet auf dem Boden, und Sie legen ihm ein Kissen auf den Kopf. Es soll nun aufstehen, ohne daß das Kissen herunterfällt.

Spiele mit Ringen (ab zwei Jahren)

Tanzende Ringe

Das verlangt schon einige Fertigkeit: Legen Sie Ihrem Kind je einen Ring um jeden Arm. Es soll nun versuchen, durch Drehen der Arme die Ringe in Rotation zu bringen. Machen Sie es ihm vor – zwar gelingt es nicht auf Anhieb, aber es macht trotzdem Spaß.

Ringelreihen

Legen Sie einige Ringe oder einen großen Hula-Hoop-Reifen auf den Boden. Ähnlich wie bei der „Reise nach Jerusalem" singen Sie ein Lied und laufen um die Reifen herum. Wenn Sie aufhören, muß das Kind (und Sie natürlich auch) in den großen Reifen springen oder zumindest (bei kleinen Reifen) mit einem Fuß auf einen Reifen steigen.

Spiele mit Tüchern und Bändern (ab zwei Jahren)

Fußgymnastik

Legen Sie ein oder mehrere Taschentücher (oder ähnliches) auf dem Boden aus. Das Kind soll nun versuchen, die Tücher mit den Zehen aufzunehmen und den Fuß damit anzuheben. Dann das Tuch wieder fallen lassen und mit dem anderen Fuß versuchen, das Tuch zu greifen.

Lauf, Pferdchen, lauf…

Legen Sie Ihrem Kind ein Seil um die Taille und spielen Sie Roß und Reiter. Zunächst kann Ihr Kind das Pferdchen sein, dann vielleicht auch umgekehrt. Der eine treibt den anderen vor sich her und bestimmt die Richtung. Lauf, Pferdchen, lauf…

Balanceakt

Ein Band auf dem Boden markiert eine imaginäre Mauer. Das Kind darf mit den Füßen nicht darauf treten, sondern soll links und rechts davon gehen. Das heißt also, der linke Fuß steht links vom Band, und der rechte Fuß steht rechts vom Band. Das schult den Gleichgewichtssinn und macht Spaß.

Blinde Kuh

Dieses Spiel macht den Kindern immer Spaß. Legen Sie dem Kind ein Stirnband oder ähnliches vor die Augen. Jetzt soll es „blind" im Zimmer umhergehen. Eine Variation dazu: Verteilen Sie markante Gegenstände auf dem Boden; das Kind soll nun mit den Füßen ertasten, worum es sich dabei handelt.

Kindergymnastik

Gymnastische Übungen, so wie wir Erwachsene sie verstehen, sind mit Kleinkindern nicht oder nur ansatzweise möglich. Auf den folgenden Seiten werden einige Möglichkeiten zum Kleinkind-Turnen vorgestellt. Sie alle können jedoch erst mit Kindern ab etwa dem zweiten Lebensjahr durchgeführt werden.

Auch dann ist das Gelingen oft noch ein Zufallsprodukt, und von Kontinuität oder Ausdauer kann kaum eine Rede sein. Das Kind selbst bestimmt, wie und wie oft es eine Übung durchführt. Dreh- und Angelpunkt jeder Kleinkind-Gymnastik ist jedoch die richtige Animation. Die Phantasie der Eltern ist gefragt, die Übungen in kleine Geschichten zu verpacken oder durch eigenes Vormachen und Mitmachen die Kinder zum Nachmachen anzuregen.

An dieser Stelle muß auch nochmals darauf hingewiesen werden, daß man Kinder in diesem Alter zu nichts zwingen kann und muß. Gezielte Gymnastik brauchen normal entwickelte Kinder nicht, aber manchen macht es dennoch Spaß. Deshalb einige Anregungen.

Kopfstand I

Ein richtiger Kopfstand ist für Kleinkinder natürlich noch viel zu schwer, aber diese Variante können sie meist schon von selbst: Das Kind stützt sich mit den Händchen am Boden ab und schaut mit

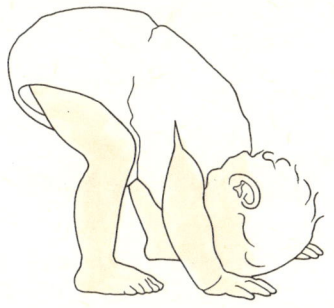

dem Kopf durch seine gespreizten Beinchen. Besonders mutige Kinder nehmen sogar einen oder beide Arme vom Boden weg und stützen sich auf dem Kopf ab. Animieren Sie zu dieser Bewegung durch das „Guck-guck"-Spiel.

Kopfstand II

Ist das Kind in der Kopfstand-Position, können Sie versuchen, mit ihm einen Purzelbaum zu machen. Fassen Sie das Kind dazu an den Beinen, und führen Sie diese über den Kopf hinweg. Achten Sie jedoch unbedingt darauf, daß das Kind den Kopf nicht belastet, heben Sie es eher etwas vom Boden ab.

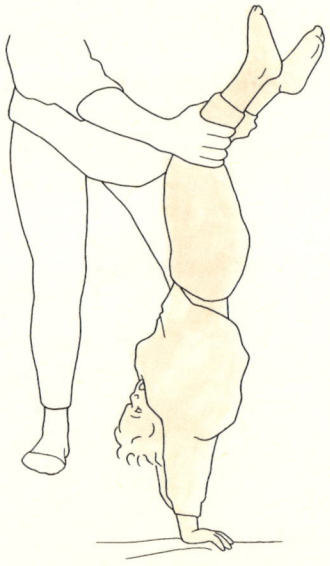

Hans guck in die Luft I

Das Kind liegt dabei auf dem Bauch und streckt sich richtig aus. Auf den Zuruf der Mutter „Hans (oder Name des Kindes) guck in die

Luft" stützt sich das Kind auf beiden Händchen auf und reckt den Kopf in die Luft. Dabei sollten auch gleichzeitig die Beinchen abgehoben werden. Anschließend darf sich „Hänschen" wieder ausgestreckt ausruhen.

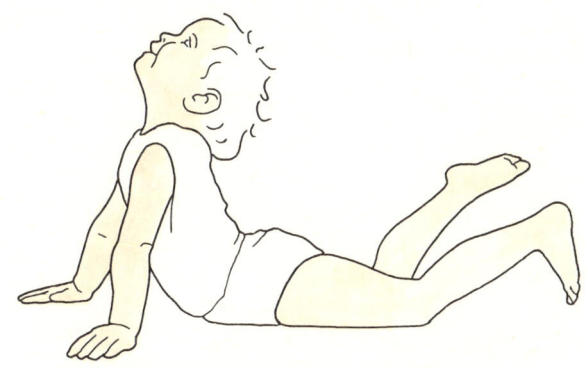

Hans guck in die Luft II

Ist das Kind schon einmal in dieser Position, können Sie auch folgende Übung anschließen: Halten Sie dem Kind ein Stofftier oder kleines Lieblingsspielzeug in erreichbarer Entfernung hin. Nun soll es mit jeweils einer Hand danach greifen, während es sich mit der anderen Hand weiterhin abstützt.

Klatsch-Schaukel

Ihr Kind ist immer noch in der Grundposition „Hans guck in die Luft". Jetzt soll es folgende Übung versuchen: Beide Hände vom Boden nehmen und kurz vor dem Oberkörper in die Hände klatschen, wobei sich die Brust abhebt. Kann es das Kind schon ganz gut, soll es auch versuchen, über dem Po die Hände zusammenzuklatschen. Macht man das abwechselnd – also einmal vor der Brust klatschen und einmal über dem Po klatschen –, schaukelt der Körper dabei sanft hin und her.

Brücke bauen I

Zuerst kniet das Kind auf dem Boden und stützt sich mit den Händchen ab. Nun sollte es den Po heben und sich auf die Füßchen stellen, die Arme sind jetzt durchgestreckt. So baut das Kind eine Brücke – zur Animation lassen Sie ein Spielzeugauto (oder ähnliches) unter dem Kind hindurchfahren. Anschließend geht das Kind auf die Knie zurück.

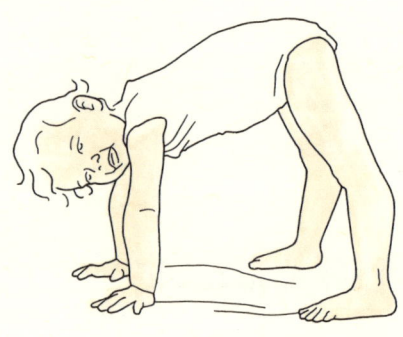

Brücke bauen II

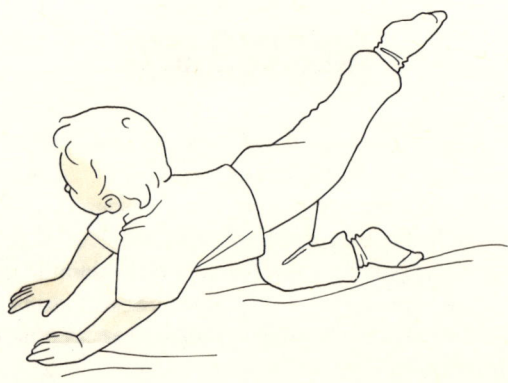

Ist das Kind schon etwas sicherer, kommt die „Brücke" in Bewegung. Abwechselnd soll das Kind aus der knienden Ausgangsposition von „Brücke bauen I" nun einen Arm oder ein Bein wegstrecken. Zurück zur Ausgangsposition, und dann den anderen Arm oder das andere Bein wegstrecken.

Bäumchen im Wind

Das Kind stellt sich mit gespreizten Beinen hin und führt die Händchen über dem Kopf zusammen. Arme (möglichst gestreckt), Hände und Kopf sind nun der Baumwipfel, der sich im Wind bewegt. Blasen Sie das Kind an, und es soll sich dabei dann seitlich in beide Richtungen hin und her bewegen. Zuerst noch ganz sachte, dann immer stärker.

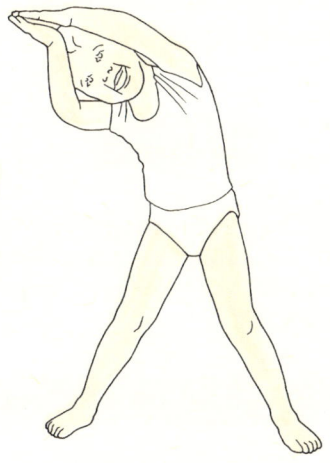

Tanzbär I

Für die folgenden vier Übungen brauchen Sie Musik: Bewegen Sie sich mit dem Kind zur Musik. Die erste Übung besteht eigentlich nur darin, daß Sie dem Kind vormachen, wie man kräftig mit den Hüften schwingt.

Tanzbär II

Jetzt soll das Kind zur Musik abwechselnd ein Beinchen anheben. Erst das rechte, dann das linke. Allmählich darf dieser Wechsel auch etwas flotter gehen. Als Variation dazu kann gleichzeitig mit dem Anheben des Beines auch ein Arm hochgestreckt werden.

Tanzbär III

Die meisten Kinder tanzen gerne, aber ziemlich breitbeinig. Machen Sie zum Takt der Musik kleine Trippelschrittchen. Zuerst nach vorne, dann auch rückwärts oder zur Seite hin. Um das Gleichgewicht besser zu halten, können dabei die Arme ausgestreckt werden.

Tanzbär IV

Sich im Kreis drehen, bis ihnen schwindelig wird, das muß nicht sein, aber behutsames Drehen sollte geübt werden. Gehen Sie mit dem Kind zunächst im Kreis, dann zeigen Sie ihm, wie man sich um die eigene Achse drehen kann.

Wie groß bist du? Wie klein bist du?

Daß Kinder zeigen sollen, wie groß sie sind, das haben Sie ja bestimmt schon mal ausprobiert. Bei der Frage „Wie groß bist du?" soll das Kind die Ärmchen hochheben und sich auf die Zehenspitzen stellen, um sich möglichst groß zu machen. Auf die Frage „Wie klein bist du?" soll das Kind dann mit den Händen auf den Boden herunterkommen und sich dabei möglichst klein machen.

Balancieren

Verteilen Sie mehrere Gegenstände auf dem Boden, zum Beispiel größere Bauklötzchen, feste, kleine Kartons oder Plastikringe. Das Kind soll sich nun absichtlich auf die Gegenstände stellen und versuchen, dabei die Balance zu halten. Natürlich müssen die Gegenstände dafür massiv, nicht zerbrechlich oder scharfkantig sein.

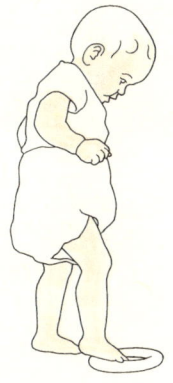

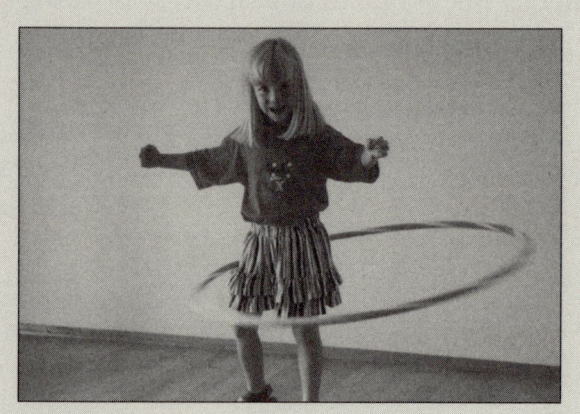

Das macht Kinder fit!

Toben, Spielen und Turnen mit Kindern ab dem dritten Lebensjahr

„Schau mal, was ich schon alles kann." Ein typischer Satz aus jedem Kindermund. Kindergartenkinder können alles – und sie wollen auch zeigen, was sie wirklich drauf haben. Die Kinder ab drei Jahren brauchen Publikum, um sich immer wieder neu zu beweisen, um noch mehr auszuprobieren und entdeckte Fähigkeiten zu perfektionieren.

Auch beim Toben, Spielen und Turnen wollen Kinder Aufmerksamkeit. Sie brauchen jetzt Bewunderung. Nur durch diese Bestätigung bleibt für sie der Spaß an der Bewegung erhalten. Sie haben die Wahl: Wirbelwind oder Stubenhocker? Also, Applaus für die kleinen „Akrobaten".

Ein starkes Doppel! Herumtoben mit Mutter oder Vater

Kinder ab drei Jahren sind „bewegungssüchtig". Kein Spielplatz ist vor ihnen sicher, keine Leiter zu hoch, keine Rutschbahn zu steil. Kinder in diesem Alter müssen alles ausprobieren, nicht einmal, nicht zweimal, sondern dreißigmal, wenn es denn sein muß. Was Erwachsene dabei oft nicht wahrhaben wollen – die Kinder probieren nicht nur die Spielgeräte aus, sondern auch die Fähigkeiten ihres Körpers. Sie machen Erfahrungen mit den physikalischen Grundgesetzen, sie experimentieren mit der Schwerkraft, versuchen ein Gefühl für Höhe und Tiefe zu bekommen. Die Kleinen stecken voller Neugier und haben tausend Fragen: Wie weit reicht mein Arm, wie große Schritte kann ich machen, wie hoch kann ich schaukeln, bis mir schwindelig wird? Hier werden Erfahrungswerte erworben, die lebenswichtig, ja überlebenswichtig sind. Deshalb werden Bewegungen immer wieder neu ausprobiert, variiert und somit perfektioniert.

Bewegung schult die Sinne und macht Mut. Für die Eltern ist das oft schwer nachzuvollziehen, sie reagieren ungeduldig, wenn ihr Kind an keinem Baumstamm vorbeigehen kann, ohne hinaufzuklettern – und runterzufallen. Dabei macht all die „unsinnige" Bewegung durchaus Sinn:

Das Rennen

Kinder erleben erstmals Geschwindigkeit. Es macht ihnen Spaß, den Körper zu „beschleunigen", den Wind im Gesicht zu spüren, zu erleben, wie schnell man vorwärtskommen kann. Der Hintergedanke dabei: unangenehmen Dingen (wie Waschen und Anziehen) zu entkommen und angenehme Dinge (wie den Spielplatz) schnell zu erreichen.

Das Balancieren

Auf einem Baumstamm entlangzulaufen erfordert Mut und Selbstbewußtsein. Es schult den Gleichgewichtssinn und fördert die Körperbeherrschung. Alles Dinge, die man zum Leben braucht.

Das Klettern

Die Grenzen der eigenen Fähigkeiten müssen immer wieder neu festgelegt werden. Klettern beweist Mut und Körperbeherrschung. Die Kinder müssen sich gegen den „Absturz" behaupten – das führt sie zwangsläufig auch an ihre Grenzen, schult aber auch den ganzen Körper.

Das Schaukeln

Schon Babys lieben es, sanft hin und her geschaukelt zu werden. Bei Kindern ab drei Jahren darf schon heftiger geschaukelt werden. Das schult auf angenehme Art und Weise den Gleichgewichtssinn und verursacht ein angenehmes Kribbeln im Bauch. Der Gleichgewichtssinn, das sogenannte Vestibularsystem, das sich im Innenohr befindet, muß ständig neuen Reizen ausgesetzt werden, damit er sich gesund entwickelt.

Das Springen

Jede Stufe, jeder Stein dient den Kindern als „Sprungbrett" – gut so, denn durch das Hüpfen und Springen testen die Kleinen die Schwerkraft aus. Sie bekommen dadurch ein Gefühl für das eigene Körpergewicht, erleben, wie „hart" oder „weich" ein Aufprall sein kann. Das schult auch die Körperbeherrschung und wiederum den Gleichgewichtssinn.

Rennen, Balancieren, Schaukeln und Springen sind also allesamt wichtige Bewegungsübungen, die für eine gesunde Entwicklung unbedingt notwendig sind. Den größten Teil dieser „Körperschulung" erledigen die Kinder von ganz alleine. Aber man kann sie durchaus auch darin unterstützen, z. B. durch gemeinsames Herumtoben.

Huckepack

(ab drei Jahren)

Vater oder Mutter und Kind sitzen mit den Rücken aneinander auf dem Boden. Die Beine sind leicht angewinkelt und gespreizt. Der Erwachsene greift die Unterarme des Kindes und zieht es vorsichtig auf seinen Rücken, dabei beugt er sich so tief nach unten, wie er kann. Das macht Spaß und dehnt die Muskeln. Sollte das Kind dabei noch Angst zeigen, hilft es, diese Übung andersherum zu machen: Das Kind schlingt seine Arme um Ihren Hals, und Sie ziehen es – sein Bauch liegt auf Ihrem Rücken – huckepack nach vorne.

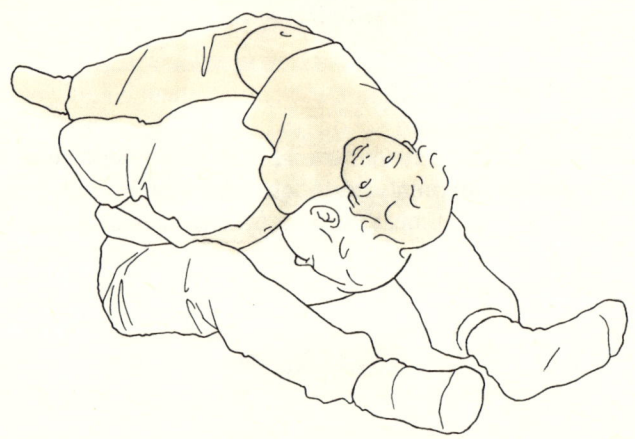

Brücken-Test

(ab drei Jahren)

Die Mutter oder der Vater macht eine Brücke, das Kind versucht das ebenso. In dieser „Brücken"-Position soll das Kind unter dem Erwachsenen durchkriechen. Auf der anderen Seite angekommen, klettert das Kind über die Mutter- oder Vater-Brücke und dann wieder in der „Brücken"-Position unten durch. Drüber und drunter – so lange, bis die Brücke einstürzt.

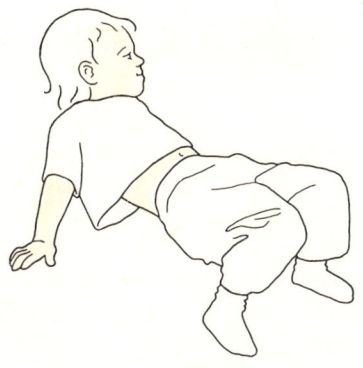

Bein-Lift

(ab drei Jahren)

Der Erwachsene sitzt mit ausgestreckten Beinen auf dem Boden, das Kind stellt sich auf die Knie von Vater oder Mutter. Fassen Sie nun das Kind an den Händen und ziehen dann langsam Ihre Beine an. Dann senken Sie Ihre Beine wieder, und zwar genauso langsam und vorsichtig, wie Sie sie angezogen haben. Mutige Kinder können auch versuchen, wenn der „Lift" oben angekommen ist, die Hände kurzzeitig loszulassen.

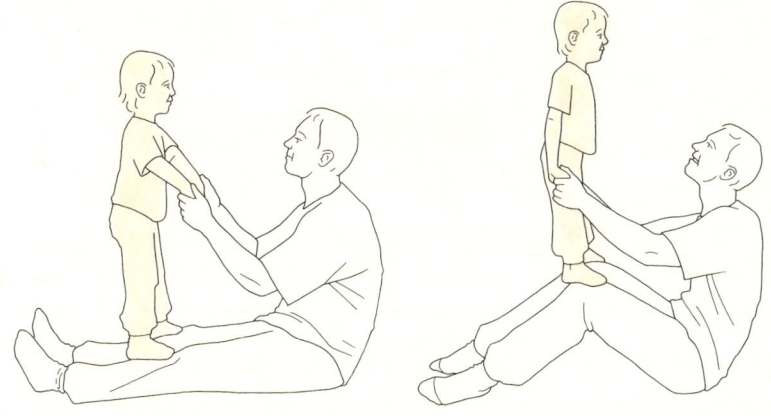

Rolle mal rückwärts

(ab drei Jahren)

Sie stehen mit leicht gegrätschten Beinen und gebeugten Knien Ihrem Kind gegenüber. Fassen Sie das Kind an den Händen und lassen Sie es auf Ihre Hüfte hochspringen. Wenn das nicht geht, lassen Sie es hochklettern und dann die Beine um Ihre Hüfte schlingen. Wenn das Kind so sicher sitzt, löst es leicht den Beindruck, und Sie lassen es, fest an den Händen haltend, nach hinten herunter – und ziehen es dann wieder hoch. Etwas ältere Kinder können aus dieser Position einen Purzelbaum rückwärts machen.

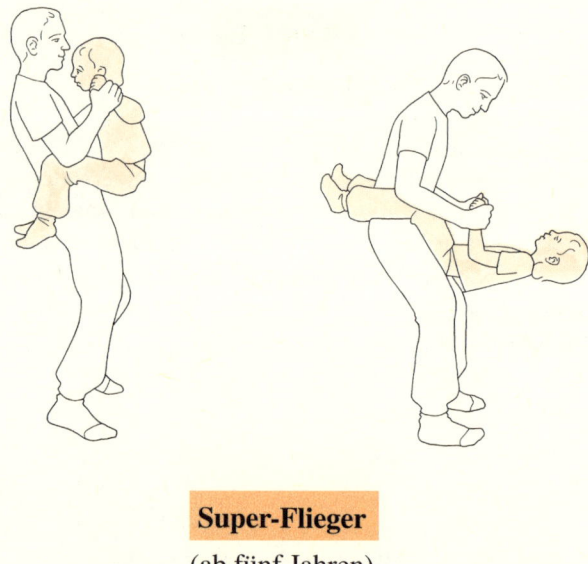

Super-Flieger

(ab fünf Jahren)

Sie liegen auf dem Rücken und ziehen die Beine fest an, so daß die Knie zur Decke zeigen und die Unterschenkel waagerecht in der Luft schweben. Ihr Kind steht vor Ihren Beinen und drückt seinen Bauch gegen Ihre Fußsohlen. Sie fassen gleichzeitig das Kind an den Händen. Nun heben Sie ganz vorsichtig und langsam die Beine mitsamt dem Kind an, bis sie senkrecht zum Körper stehen – als wollten Sie eine Kerze machen. Wenn das Kind sich sicher fühlt und Sie auch das Zutrauen haben, dann fordern Sie es auf, den Körper ganz steif zu machen und Arme und Beine auszustrecken. Auch der Kopf sollte dabei mit angehoben werden. Dann können Sie die Hände des Kindes für einen Moment loslassen.

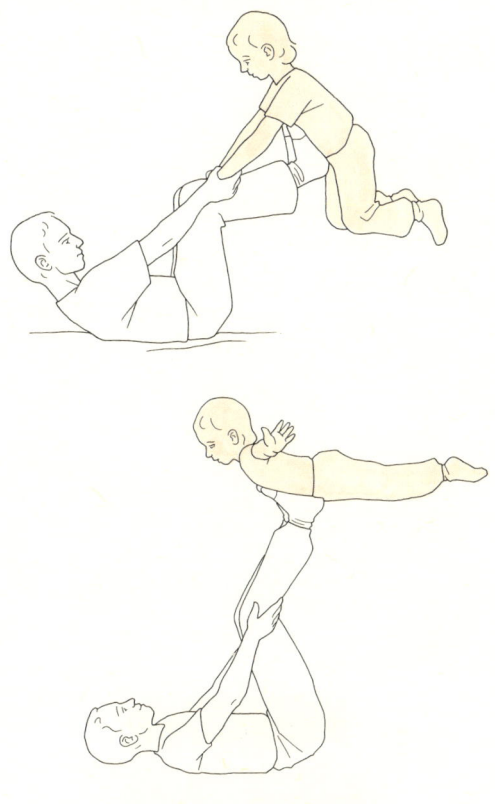

Mal hoch, mal runter

(ab fünf Jahren)

Vater oder Mutter stellt sich mit leicht gegrätschten Beinen hin, das Kind steht mit dem Rücken sehr nahe bei dem Erwachsenen. Nun

beugen Sie sich vor und umfassen das Kind mit einem Arm etwas
oberhalb seiner Hüfte, den anderen Arm schieben Sie unter den Po
des Kindes. Jetzt können Sie den Kleinen kopfüber auf Ihre Schulter
werfen. Strecken Sie nun wieder Ihren Körper und fordern Sie das
Kind auf, sich im Huckepack an Ihren Rücken zu klemmen. Also die
Beine um Ihre Hüfte schlingen und sich an den Schultern festhalten.
Während sich das Kind wieder losläßt, langsam nach hinten kippen
und sachte abrutschen lassen.

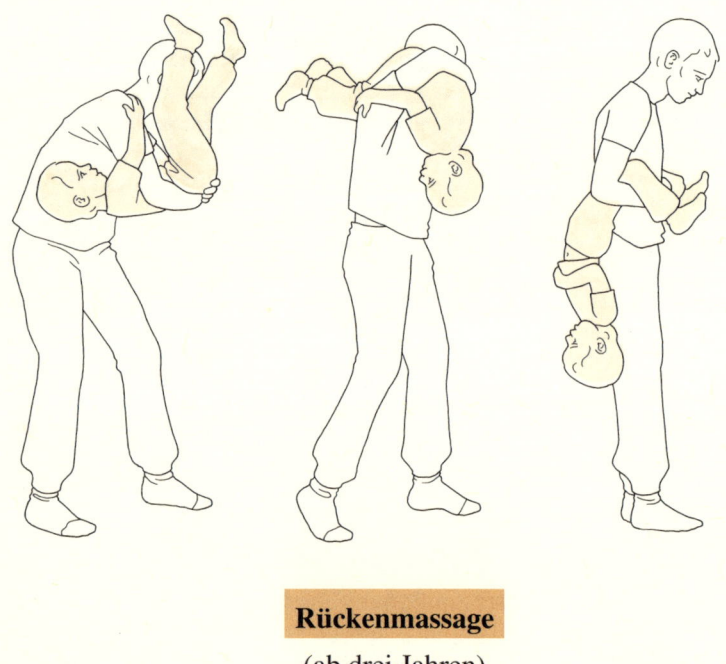

Rückenmassage

(ab drei Jahren)

Vater oder Mutter liegt auf dem Bauch flach auf dem Boden. Der andere Elternteil hilft dem Kind, auf den Rücken des liegenden Vaters
oder der liegenden Mutter zu klettern und darauf auf und ab zu gehen. Nur anfangs brauchen Kinder dabei noch eine helfende Hand –
später genügt die Aufforderung, und sie steigen gerne auch alleine
auf den Rücken. Als Alternative kann man das Kind auch auf allen

vieren auf dem Rücken krabbeln lassen. Übrigens haben Kinderfüße einen tollen Massageeffekt.

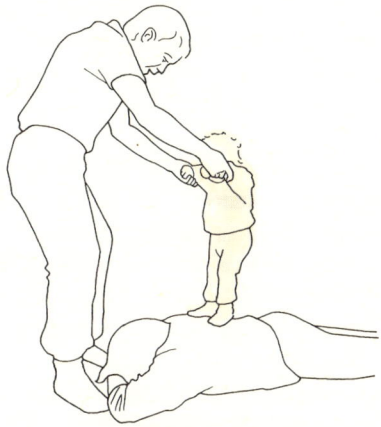

Rücken-Reiter

(ab drei Jahren)

Setzen Sie sich das Kind auf die Schultern und „reiten" Sie mit ihm durchs Zimmer. Das Absteigen vom „Pferdchen" ist gleichzeitig eine tolle Tobe-Übung: Sitzt das Kind sicher auf Ihren Schultern, gehen Sie mit gespreizten Beinen in die Kniebeuge. Wenn Sie möglichst nah am Boden sind, beugen Sie sich so vor, daß das Kind sich vornüberbeugen kann und mit den Händen auf den Boden kommt. Jetzt kann es von den Schultern herunterkrabbeln.

Akrobat

(ab vier Jahren)

Eine fast akrobatische Variante zum „Rücken-Reiter": Lassen Sie das Kind auf Ihren Schultern nicht nur sitzen, sondern auch stehen. Allerdings muß der kleine Künstler dabei von einem anderen Erwachsenen festgehalten werden.

Fit & Fun – Gymnastik mit Zubehör

Einfach nur mit dem Ball spielen, das ist ihnen zu fad. Nur den
Murmeln beim Kullern zuschauen – das ist doch langweilig. Die
Kinder zwischen drei und sechs Jahren brauchen immer neue Reize,
ständig wollen sie etwas Neues entdecken, auch beim Spiel und bei
der Bewegung.

Die Trotzphase ist (fast) vorbei, von den Windeln haben sie sich
(meist) befreit und damit wieder ein Stück Unabhängigkeit von
den Eltern gewonnen. Laufen, Toben, Springen macht den Kindern jetzt noch mehr Spaß, weil auch ihre Muskeln inzwischen gelernt haben, den Befehlen des Kopfes zu folgen. Die Bewegungsabläufe sind perfekter geworden, immer weniger gewagte Ausflüge
enden mit Tränen. Die Drei- bis Sechsjährigen brauchen ihre Eltern
nicht mehr als schützenden Engel, sondern als Publikum für ihre
körperlichen Kraftaktionen. Die Kinder brauchen Beifall, wenn sie
Neues ausprobieren, nur so gewinnen sie den Mut, noch ein
Stückchen weiter zu gehen – noch geschickter und selbständiger zu
werden.

Kaum sind die Kinder im Kindergarten, beginnt auch in puncto
„soziales Verhalten" ihre „starke" Phase. Sie können vieles besser
als die anderen, bleiben bei Spielen immer Erster, sind schneller,
sind größer und stärker als andere Kinder. Es ist die Zeit, wo die
Kräfte gemessen werden – oft nur verbal oder durch Beweis der eigenen Fähigkeiten. Wer kann besser klettern, schneller laufen,
höher schaukeln? Der gewinnt im Wettstreit um die Anerkennung
der Spielkameraden. „Mit dir spiel' ich nicht" ist die schlimmste
Beleidigung und „Ich bin dein Freund" das größte Kompliment.
Die Kinder entwickeln ihre soziale Ader, helfen jüngeren und
schwächeren Kindern. Aber sie entwickeln auch ihren Ehrgeiz. Sie
stecken in einer wichtigen körperlichen Entwicklung, in der es
noch so vieles zu perfektionieren gilt. Mit „Du mußt jetzt aber" ist
immer noch nichts bei ihnen zu erreichen, aber mit der Frage
„Kannst du das?" hat man ganz gute Chancen, sie zur Gymnastik zu
bewegen.

Der gelungenen Aufforderung müssen Eltern auch Taten folgen lassen. Also, raus aus dem Sessel und auf den Boden! Zugegeben, es wird in den elterlichen Gelenken knarren, wenn sie versuchen, die folgenden Übungen mitzumachen. Aber Bewegung hat noch keinem geschadet, und die Kinder finden es ganz toll, wenn sie feststellen, daß auch Erwachsene nicht in jeder Beziehung perfekt sind. Vielleicht wird es sogar so sein, daß Ihr Kind einfach besser ist, als Ihnen vielleicht lieb wäre. Gönnen Sie ihm das Vergnügen, mal besser zu sein als die „Großen".

Spielen ist nach wie vor sehr wichtig für die Kinder. Doch oftmals wird die eigene Phantasie dort abgeschaltet, wo der Fernseher angeschaltet wird. Da sie sich durch diese verlockende Flimmerkiste über kurz oder lang zu Stubenhockern entwickeln würden, müssen die Eltern aktiv werden. Nutzen Sie den Spieltrieb aus! Man muß nur die richtigen Ideen haben, dann kann man Kinder spielend zur Gymnastik anhalten.

Gymnastik mit dem Ball

Für die folgenden Übungen brauchen Sie einen oder mehrere Bälle von der normalen Größe bis zum Medizinball.

Gibst du mir, geb ich dir!

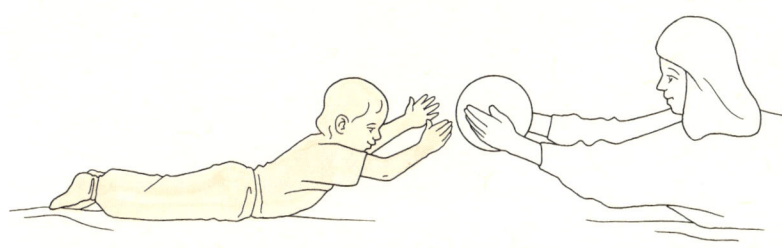

Sie legen sich mit Ihrem Kind bäuchlings auf den Boden, und zwar
so, daß Sie sich anschauen können. In dieser Position sollten Sie
sich gerade noch mit den Fingerspitzen berühren können. Beine und
Füße bleiben während der Übung auf dem Boden liegen, Arme, Ellbogen und Oberkörper werden abgehoben. Geben sie sich nun abwechselnd den Ball in die Hände. Zuerst langsam, dann immer
schneller. Zwischendurch abstützen gilt nicht.

Eine Variation dazu: Vergrößern Sie den Abstand zwischen sich und
dem Kind. Jetzt wird der Ball nur hin und her gerollt.

Balance mit Ball

Machen Sie diese Übung zuerst vor: Setzen Sie sich im Schneidersitz auf den Boden, und halten Sie in beiden Händen einen Ball.
Führen Sie die Arme über den Kopf, sitzen Sie dabei sehr gerade,
und stehen Sie dann auf – ohne umzukippen.

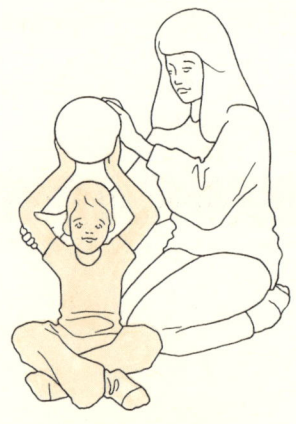

Gleichgewicht

Dazu brauchen Sie einen großen Gymnastikball: Das Kind legt sich
mit dem Bauch auf den Ball und stützt sich mit den Händen ab. Die

Mutter oder der Vater faßt das Kind dann an den Beinen und hält sie waagerecht zum Körper fest. Jetzt kann das Kind die Hände vom Ball loslassen und die Arme – wie ein Flieger – ausbreiten. Entweder das Kind versetzt den Ball dann durch Gewichtsverlagerung in sanfte Bewegung, oder der Erwachsene tut das, indem er das Kind an den Beinen sanft hin und her schiebt.

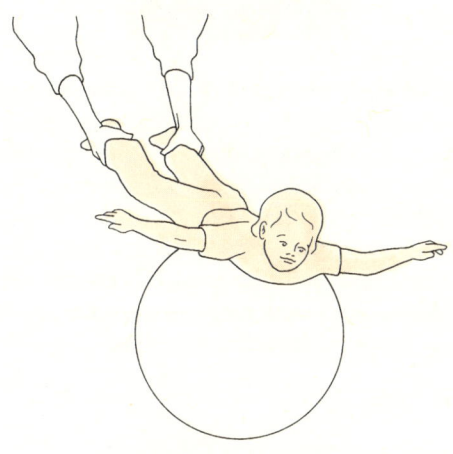

Hoch das Bein

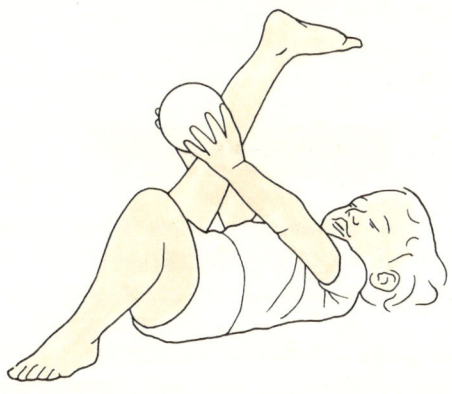

Das Kind liegt auf dem Rücken, und Sie geben ihm einen Ball oder Luftballon in die Hand. Jetzt soll es abwechselnd die Beine anheben und den Ball darunter hindurchführen, das heißt auch, dabei den Ball unter dem erhobenen Bein von einer Hand in die andere geben – natürlich ohne daß er herunterfällt.

Füße wie Hände

Kinderfüße sind noch sehr beweglich, daher können die Kleinen ihre Füße auch noch wie Hände benutzen. Probieren Sie es aus: Ihr Kind sitzt auf dem Boden und stützt sich mit den Händen hinterm Körper ab. Geben Sie ihm einen Ball zwischen die Füße, den es mit den Fußinnenflächen festhalten soll. Nun die Beine hochstrecken und wieder senken – natürlich ohne daß der Ball herunterfällt. Die gleiche Übung läßt sich auch mit einem Tüchlein machen, das das Kind mit den Zehen aufnehmen und festhalten muß.

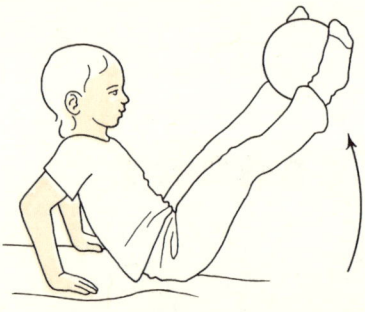

Geschicklichkeitsspiele

Schulen Sie die Geschicklichkeit Ihres Kindes mit folgendem Spiel: Legen Sie zwei unterschiedlich große Reifen auf den Boden (den kleineren in den größeren), oder legen Sie zwei Schnüre auf dieselbe Art und Weise zu Kreisen. Der Abstand zwischen den Reifen oder Schnüren sollte so sein, daß ein kleiner Ball darin Platz hat. Nun soll das Kind versuchen, diesen Ball innerhalb der vorgegebenen Bahn zu führen. Einmal mit den Fußspitzen und einmal mit dem Ellbogen.

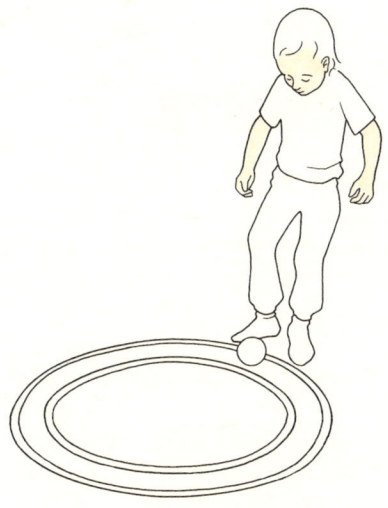

Ball-Hüpfer I

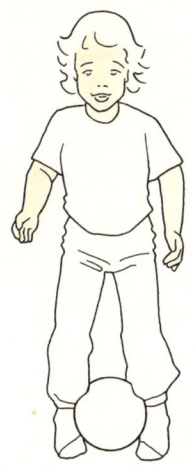

Das verlangt eine Menge Konzentration: Legen Sie dem Kind einen
Ball zwischen die Beine. Es soll nun versuchen, den Ball mit den
Fußsohlen zu umschließen und so damit zu hüpfen. Markieren Sie
ein Ziel, bis zu dem der „Ball-Hüpfer" kommen soll.

Ball-Hüpfer II

Das Kind steht, den Ball hält es mit den Fersen fest. Jetzt soll es sich
hinsetzen, ohne daß ihm dabei der Ball wegkullert. Die Hände dürfen nur helfen, das Gleichgewicht zu halten – nicht aber den Ball
festhalten.

Gymnastik mit dem Stab und mit dem Reifen

Für die folgenden Übungen brauchen Sie einen Stab – es könnte
zum Beispiel ein Besenstiel sein – und einen großen Reifen.

Stabwanderer

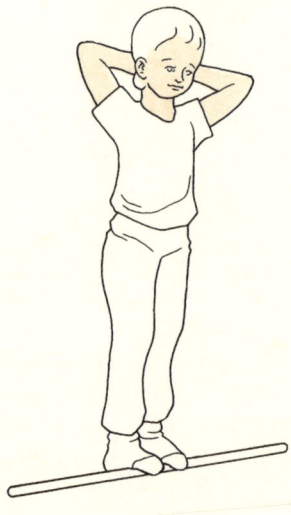

Legen Sie dazu einen Stab auf den Boden. Das Kind soll nun seitlich an dem Stab entlanggehen. Wichtig ist dabei, daß die Fersen auf dem Boden sind, während die Zehen den Stab umfassen. Die Hände werden hinterm Kopf verschränkt. Es klappt besser, wenn das Kind dabei auf seine Füße schaut.

Stockschieber

Diesmal sitzt das Kind auf dem Boden und legt die Zehen wiederum um den Stock, so daß es ihn festhält. Nun soll der Stock durch Ausstrecken und Anwinkeln der Beine hin und her geschoben werden. Die Arme sind seitlich ausgestreckt und dürfen nicht helfen.

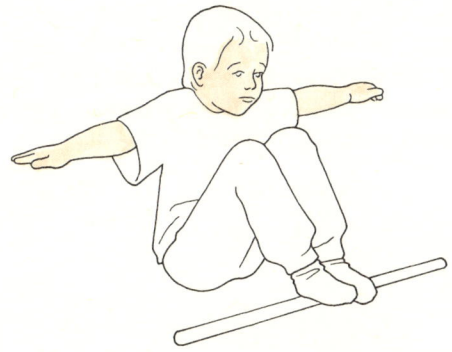

Viere am Stock

Das Kind sitzt auf dem Boden und bekommt einen Stock. Es hält ihn leicht angehoben in beiden Händen (ziemlich in der Mitte des Stockes greifen) und bringt nun auch beide Füße zwischen den Händen an den Stock heran. Das Kind soll nun aus dieser Position heraus versuchen, Arme und Beine so weit wie möglich zu strecken. Ausgestreckt einen Moment so sitzenbleiben und dann Arme und Beine wieder anwinkeln.

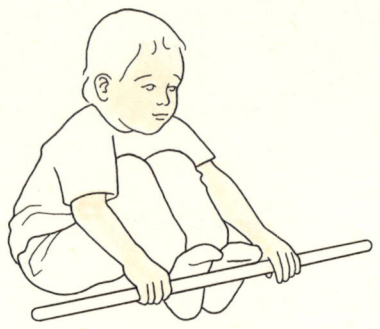

Stifthalter

Ihr Kind sitzt auf dem Boden, und Sie geben ihm einen Bleistift
(oder ähnliches) unter die Zehen. Das Kind soll den Stift nun mit seinen Zehen festhalten und dabei das Bein anheben. Diese Übung
muß mit beiden Füßen abwechselnd gemacht werden.

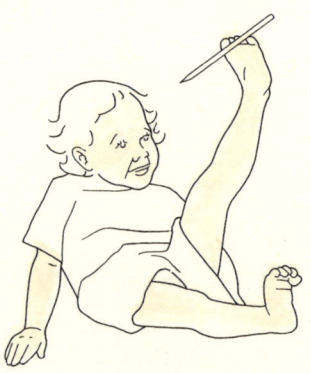

Reifenlauf

Legen Sie einen großen Reifen auf den Boden. Das Kind soll nun
versuchen – wie auf einem Hochseil – darauf entlangzubalancieren.

Um das Gleichgewicht besser zu halten, streckt das Kind die Arme seitlich aus. Achten Sie auch darauf, daß das Kind den Fuß richtig abrollt – von der Ferse bis zu den Zehenspitzen.

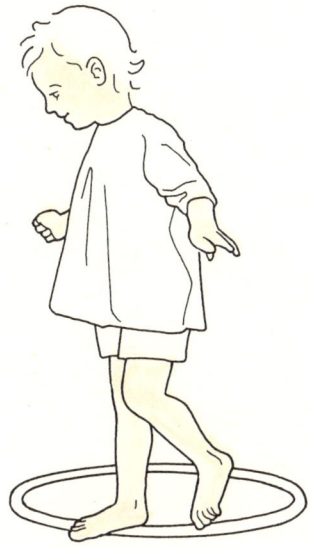

Gymnastik mit Kegeln

Dazu brauchen Sie einen Kegel aus Holz oder Kunststoff; es genügt jedoch auch eine Plastikflasche, die Sie mit Sand füllen.

Heb drüber!

Das Kind sitzt dazu auf dem Boden und hat die Beine abgespreizt. Stellen Sie nun in die Mitte zwischen beide Beine einen Kegel oder eine Sandflasche. Das Kind stützt sich mit den Händen nach hinten ab und hebt nun sein Bein über den Kegel zum anderen Bein hin. Dort kurz absenken und wieder zurück an den ursprünglichen Platz

führen. Dann ist das andere Bein dran. Zum Schluß wird die Übung
auch mit beiden Beinen gleichzeitig gemacht.

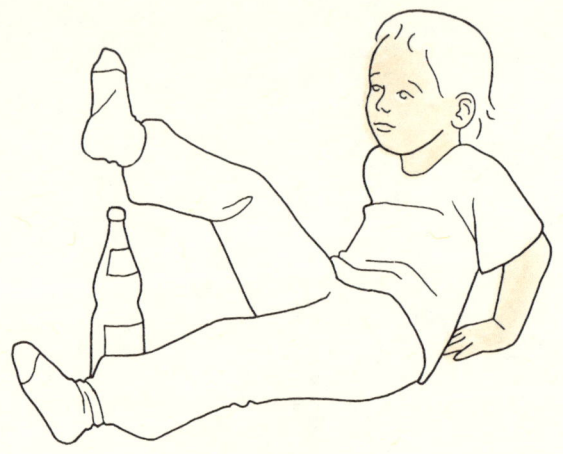

Nasenkegeln

Das Kind sitzt auf seinen Unterschenkeln, der Po ruht auf den flach-
gelegten Füßen. Nun streckt das Kind seine Hände hinter den

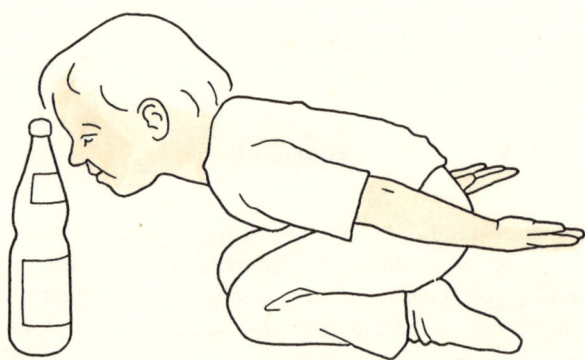

Rücken und verschränkt sie. Plazieren Sie den Kegel oder eine leere Plastikflasche in einigem Abstand vor dem Kind. Es soll nun versuchen, den Oberkörper so weit vorzubeugen, daß es mit der Nase den Kegel berührt oder sogar umwerfen kann. Den richtigen Abstand zwischen Kind und Kegel müssen Sie individuell abschätzen.

Flaschen-Slalom

Stellen Sie mit Flaschen oder Kegeln eine Slalomstrecke auf. Das Kind soll nun auf allen vieren darum herum und zwischendurch krabbeln. Klarer Fall, daß dabei keine Flaschen umgeworfen werden dürfen.

Gymnastik mit Tüchern und Bändern

Tücher in verschiedenen Größen, Papier und Bänder oder ein Seil haben Sie bestimmt im Haus. Außerdem brauchen Sie einen stärkeren Gummiring.

Tuchgreifer

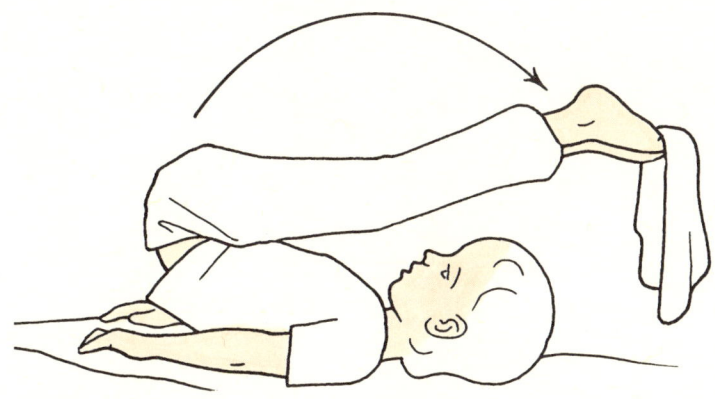

Das Kind sitzt auf dem Boden, und vor ihm liegt ein Tuch. Das soll es nun mit den Zehen greifen und gut festhalten. Dann legt sich das Kind hin und führt die Beine mit dem festgehaltenen Tuch über den Körper bis zum Boden hinter dem Kopf. Dort wird das Tuch fallen gelassen.

Papierwolf

Legen Sie Papier (zum Beispiel von der Küchenrolle oder Seiden- oder Zeitungspapier) auf dem Boden aus. Das Kind soll nun versuchen, nur mit den Füßen und der Kraft seiner Zehen das Papier zu greifen und zu zerreißen. Anfangs wird es das Kind nur im Sitzen schaffen, später auch im Stehen. Zum Schluß dürfen nur noch kleine Fetzen übrigbleiben.

Zehen-Ziehen

Ihr Kind sitzt auf dem Boden und stützt sich mit den Händen ab. Legen Sie nun ein enges Stirnband oder Schweißband um beide große Zehen des Kindes. Die Fersen liegen aneinander, und die beiden großen Zehen versuchen nun, das Stirnband so weit wie möglich auseinanderzuziehen.

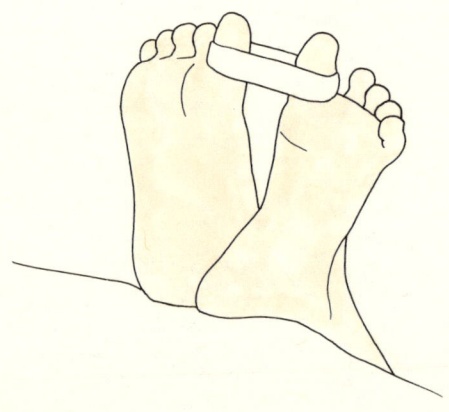

Fadenlaufen

Legen Sie dazu ein Seil oder ein Band auf dem Boden aus. Darauf soll das Kind balancieren. Ziel des Ganzen ist das richtige Abrollen des Fußes von der Ferse bis zu den Zehenspitzen. Dabei lernen es die Kinder ganz automatisch. Um die Sache etwas schwieriger zu machen, können Sie für den „Fadenlauf" auch einige Kurven einbauen.

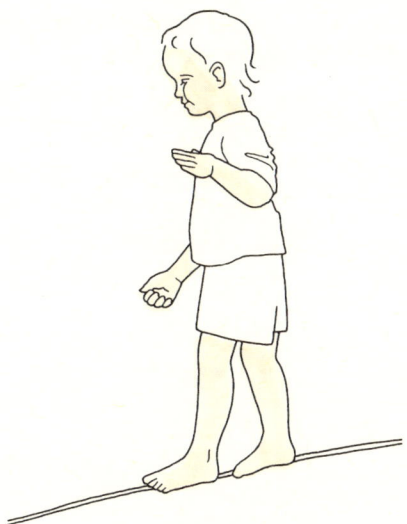

Gymnastik mit Kugeln und kleinen Bällen

Für die folgenden Übungen brauchen Sie einen kleinen Ball (zum Beispiel einen Pingpongball) und Murmeln.

Eiertanz

Legen Sie Ihrem Kind einen Pingpongball (oder ähnliches) auf den Handrücken. Diesen soll es nun balancieren, während es im Zimmer umhergeht. Eine Variation dazu: Den Ball auf dem Handrücken hin und her rollen lassen – er darf natürlich nicht herunterfallen.

Kugelngreifen

Murmeln in unterschiedlichen Größen werden auf den Boden gelegt. Das Kind geht umher und versucht, mit den Zehen die Murmeln aufzunehmen und in ein bereitstehendes Töpfchen zu werfen. Das Ganze wird noch spannender, wenn es mehrere Kinder gleichzeitig probieren. Auch Vater und Mutter können dabei mitmachen. Wer bringt wohl die meisten Murmeln ins Töpfchen?

So macht Gymnastik Spaß

Müssen Kinder zwischen drei und sechs Jahren überhaupt Gymnastik machen? Eine Frage, die sich sicher viele Eltern stellen werden. Nein, von Müssen kann hier keine Rede sein, aber Kinder sollten sich regelmäßig und gezielt bewegen. Zwar ist der Körper des Kindes jetzt so weit entwickelt, daß es (fast) alles kann, wenn es will, aber immer noch müssen gewisse Bewegungsabläufe geschult und gefördert werden.

Es ist sekundär, bestimmte Muskelgruppen zu aktivieren, im Vordergrund steht die Beweglichkeit des gesamten Körpers. Im folgenden Kapitel sind die Übungen zum Teil nach Muskelgruppen geordnet. Das soll aber nur den Eltern und allen, die es sonst mit Kindern zu tun haben, die Aufgabe erleichtern, eine ausgewogene Gymnastik zusammenzustellen. Viele Übungen, die einem Bereich zugeordnet sind, beanspruchen zusätzlich viele andere Körperpartien und Fähigkeiten.

Jedes Kind hat seine „starken" und „schwachen" Seiten. Die einen sind besonders gut mit der Beinarbeit, die anderen haben eine kräftige Rückenmuskulatur. Es geht bei der Gymnastik für Kinder nicht darum, „Stärken" zu fördern, sondern ein ausgewogenes Körperverhältnis herzustellen. Außer einer Aktivierung des gesamten Körpers sollen bei der Kindergymnastik folgende Faktoren im Mittelpunkt stehen:

Der Gleichgewichtssinn

Eigentlich entwickelt sich der Gleichgewichtssinn ganz automatisch. Das sogenannte Vestibularsystem im Innenohr steuert das Gleichgewicht des Körpers. Damit es voll ausgebildet werden kann, muß es immer wieder stimuliert werden. Deshalb sind Übungen für den Gleichgewichtssinn so wichtig.

Die Motorik

Sie steuert und beeinflußt alle Bewegungen des Körpers. Motorisch

geförderte Kinder bewegen sich sicher und gezielt. Ihre Bewegungen
sind ausgewogen und harmonisch. Sie stürzen weniger häufig und
tun sich dementsprechend auch nicht so oft weh. Kinder, die ihren
Körper so im Griff haben, können schnell reagieren und sich auf
diese Weise vor gefährlichen Situationen schützen.

Die Atmung

Bewußte Atmung ist durchaus keine Selbstverständlichkeit. Auch
die Lungen brauchen „Training", um sich gut ausbilden zu können.
Achten Sie bei allen Atemübungen auf das komplette, kräftige Ausatmen, einatmen tun die Kinder von ganz alleine.

Die Körperkoordination

Das ist einfach das Zusammenspiel von allem, was sichere Bewegung ausmacht: der Einsatz von Muskelkraft und Beweglichkeit,
das Einschätzen von Geschwindigkeit und Körperbalance. Körperkoordination ist das perfekte Zusammenspiel aller Komponenten,
die den Körper in Bewegung bringen und ihm dabei Sicherheit geben. Körperkoordination umfaßt auch die gesamte Grob- und Feinmotorik. Die Kinder lernen dabei, mehrere Dinge gleichzeitig zu
tun (zum Beispiel später in der Schule gleichzeitig zu schreiben und
dem Lehrer zuzuhören); in anderen Fällen hilft die Körperkoordination auch, in gefährlichen Situationen (zum Beispiel im Straßenverkehr) schnell zu reagieren.

All diese Dinge sind bei Kindern unterschiedlich entwickelt. Die
folgenden Übungen sollen helfen, Defizite auszugleichen und die
gesamte Körperentwicklung zu fördern. Das wichtigste dabei soll
aber – trotz allem Ernst – der Spaß an der Bewegung sein. Und Bewegung macht mehr Freude, wenn sie nicht schwerfällt.

Übungen für den Bauch

Das Kind sitzt auf einer weichen Unterlage und umfaßt mit den Händen beide Beine in Höhe der Kniekehlen. Nun soll sich das Kind nach hinten fallen lassen, so daß die Fußspitzen hinter dem Kopf auf den Boden tippen. Dann wieder aufrichten – helfen Sie dem Kind dabei.

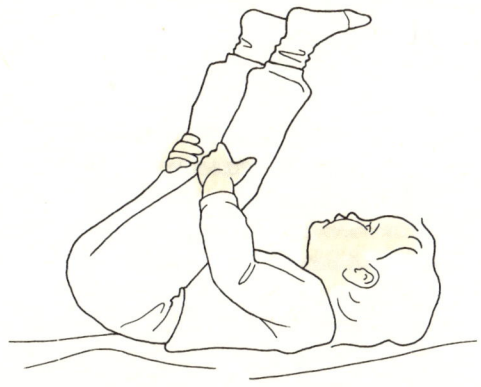

Die gleiche Übung wird bei etwas älteren Kindern ohne Mithilfe der Hände an den Beinen gemacht. Sie strecken die Arme seitlich aus und führen die Beine so über den Kopf zum Boden.

2

Jetzt liegt Ihr Kind auf dem Rücken, faßt sich selbst an den Hüften und stützt sich so ab, daß der Po vom Boden hochkommt. Die ausgestreckten Beine zeigen senkrecht zur Decke. Nun wird in der Luft Rad gefahren. Machen Sie dem Kind Vorgaben, zum Beispiel: „Stell dir vor, jetzt geht es bergauf" oder „ Jetzt mußt du auf einer geraden Strecke ganz schnell vorwärtskommen".

3

Für diese Übung liegt das Kind wieder auf dem Rücken und hat die
Arme dabei seitlich weggestreckt auf dem Boden. Nun werden beide
Beine, die zuerst ausgestreckt sind, gleichzeitig angehoben, so daß
sie zur Decke zeigen. Ohne Mithilfe der Hände soll das Kind nun die
Beine einmal links und einmal rechts zur Seite hin ablegen. Zwi-
schendurch zeigen die Füße wieder senkrecht nach oben.

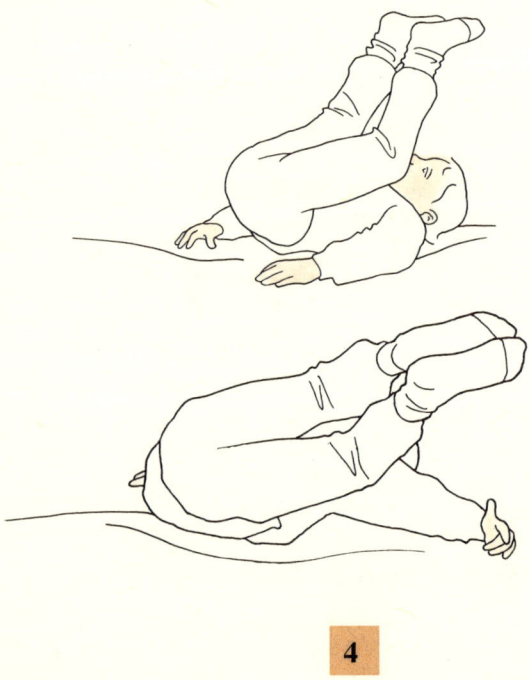

4

Das Kind liegt in der gleichen Ausgangsposition wie bei Übung Nr.
3. Die Beine zeigen zur Decke hin, und die Fußsohlen sind waagerecht. Geben Sie dem Kind nun ein kleines Kuscheltier in die Hand,
es soll versuchen, sich das Plüschtier auf die Fußsohlen zu legen
und dort zu balancieren. Die gleiche Übung läßt sich auch gut mit einem dünnen Karton oder ähnlichem machen.

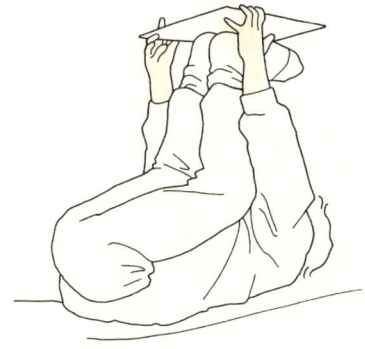

Weitere Übungen: Nr. 1 und Nr. 2 für den Po (siehe S. 165)

Übungen für den Rücken

Das Kind sitzt im Schneidersitz auf dem Boden. Die Hände werden auf dem Kopf verschränkt und die Ellbogen seitlich ausgestreckt. Jetzt werden die Arme nach vorne geführt, so daß sich die Ellbogen (fast) berühren. Arme wieder zurückführen. Achten Sie darauf, daß das Kind dabei den Rücken geradehält.

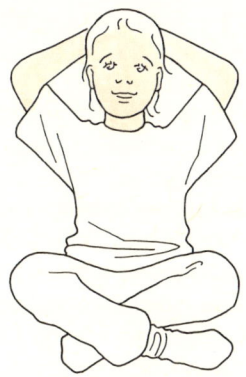

2

Das Kind steht mit leicht gespreizten Beinen und beugt den Oberkörper so vor, daß der Rücken waagerecht ist. Jetzt wird der Oberkörper ganz heruntergebeugt, so daß das Kind vielleicht sogar mit
den Händen den Boden berühren kann. Dann wieder zurück in die
Ausgangsposition und den Kopf dabei so heben, daß das Kind zum
Beispiel zum Fenster hinausschauen kann. Das gleiche wird nicht
nur nach vorne, sondern auch seitwärts gemacht.

3

Nun sitzt das Kind mit gespreizten Beinen am Boden, und die Knie
liegen ebenfalls fest auf der Unterlage. Die Hände werden auf den
Kopf gelegt, so daß die Ellbogen seitlich wegstehen. Nun beugt sich
das Kind nach links und berührt mit dem linken Ellbogen das linke
Knie (das natürlich auf dem Boden liegenbleiben soll). Dann mit
dem rechten Ellbogen das rechte Knie.

4

Auch mit dem eigenen Körper kann man schaukeln. Dazu liegt das
Kind auf dem Bauch, es streckt die Hände nach vorne aus, und die
Handinnenflächen zeigen gegen die Decke. Die Beine sind gut
durchgestreckt. Zuerst hebt nun das Kind seinen Oberkörper (ohne
sich abzustützen) an, der Rücken ist gewölbt. Beim Absenken der
Arme heben sich gleichzeitig die gestreckten Beine an. Durch die
Wiederholung dieser Übung entsteht eine schaukelnde Bewegung.
Manche Kinder bekommen dadurch einen ganz guten Schwung.
Wichtig ist dabei, daß die Beine fest durchgestreckt sind und der
Hals lang gereckt wird.

Weitere Übungen: Nr. 2 für Nacken und Schultern (siehe S. 171),
Nr. 2 für den Po (siehe S. 165)

Übungen für den Po

Das Kind kniet auf dem Boden, setzt sich mit dem Po nicht auf die Beine und streckt beide Arme nach vorne aus. Jetzt führt das Kind zunächst den rechten Arm am Körper vorbei nach hinten und berührt seine Ferse – dann wieder zurück nach vorne führen. Jetzt wandert der linke Arm nach hinten, berührt die Ferse und wird wieder zurückgeführt. Diese Übung kann man auch mit beiden Armen gleichzeitig machen, der Rücken wird beim Zurückführen der Arme durchgebogen, und der Kopf bleibt möglichst gerade. Wie weit die Kinder mit den Armen nach hinten kommen, ist individuell verschieden. Diese Übung stärkt auch die Bauch- und Beinmuskulatur.

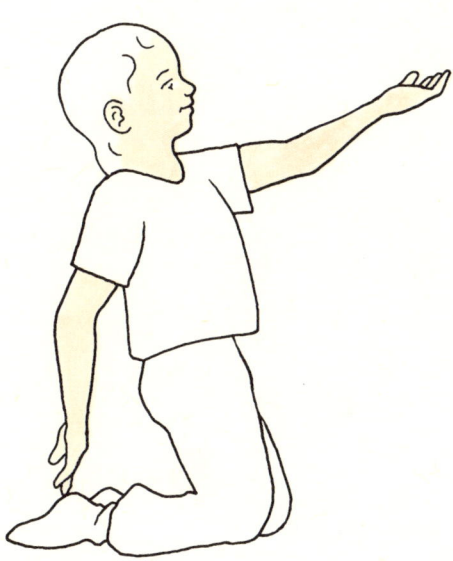

2

Legen Sie dem Kind ein dehnbares Stirnband oder ähnliches um die
Fußgelenke. Mit den „gefesselten" Füßen soll es sich nun hinknien.
Sie reichen ihm einen Ball, den es über dem Kopf balancieren soll.
In diesem Kniestand soll das Kind nun vorwärtsgehen, ohne den
Ball zu verlieren. Das fördert auch den Gleichgewichtssinn, bean-
sprucht Rücken-, Bauch- und Beinmuskulatur.

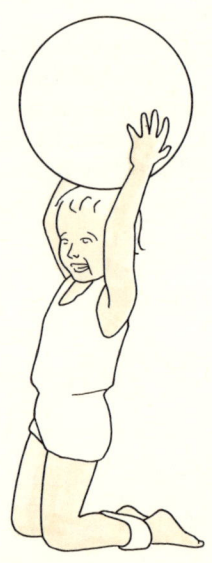

3

Das Kind geht auf alle viere. Nun streckt es das rechte Bein nach
hinten weg und gleichzeitig auch den linken Arm nach vorne aus.
Das (linke) Standbein ist angebeugt. Jetzt umgekehrt. Das linke
Bein und der rechte Arm werden weggestreckt.

4

Das Kind liegt auf dem Bauch und soll so eine Eidechse nachmachen. Eine Eidechse wedelt mit dem langen Schwanz, das Kind hebt
dazu beide Beine gleichzeitig an und bewegt sie seitlich hin und
her. Lustig wird die Übung, wenn Sie dem Kind ein Tuch zwischen
die Füße geben, das beim Hin- und Herbewegen nicht verloren werden darf.

5

Ihr Kind geht nun auf alle viere. Jetzt wird abwechselnd ein Bein
weit nach hinten ausgestreckt. Um diese Bewegung zu unterstützen
halten Sie einen Gegenstand (zum Beispiel einen Ball) in einiger
Entfernung – dieser soll mit dem Fuß berührt werden. Alternativ
dazu können mit dem ausgestreckten Bein auch große Kreise beschrieben werden.

6

Das strafft die Po-Muskulatur. Das Kind sitzt auf dem Boden, und
die Beine sind ausgestreckt. Nun soll es versuchen ohne Mithilfe
der Arme aus dieser Position vor- und rückwärts zu „gehen".

Übungen für die Brust

1

Das Kind sitzt im Schneidersitz auf dem Boden und legt die Handinnenflächen aufeinander. Die Ellbogen sind angehoben, und die
Fingerspitzen zeigen senkrecht nach oben. Jetzt dreht das Kind die
Hände so, daß die Fingerspitzen nach außen zeigen, dann wieder
nach oben. Schließlich dreht es die gefalteten Hände zu seinem Kör-

per hin und wieder in die Ausgangsstellung zurück. Mehr Spaß
macht es, wenn das Kind dazu „bitte, bitte" sagt, so als ob es noch
ein Baby wäre.

2

Jetzt wird gehüpft. Während des Springens werden die Hände vor
der Brust zusammengeklatscht, anschließend bringt das Kind die
Arme am Körper vorbei waagerecht nach hinten. Hinterm Rücken
soll es versuchen, die Hände nochmals zusammenzuklatschen.
Dann wieder vor der Brust, und so weiter…

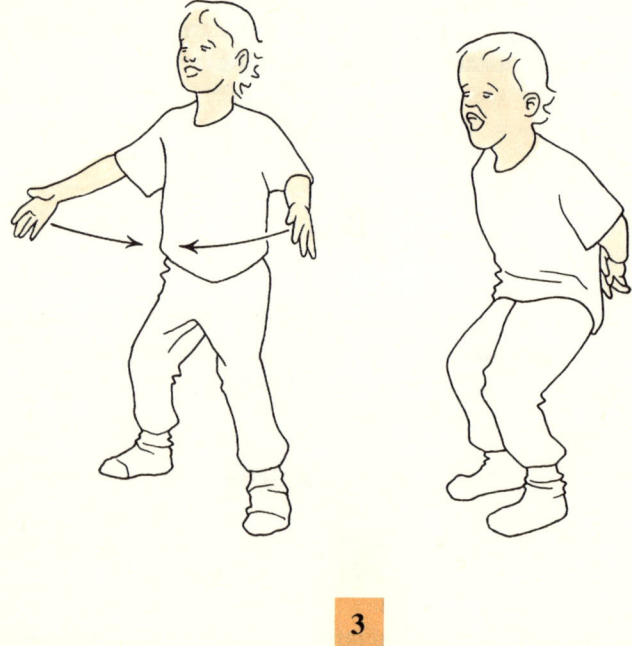

3

Kinder können noch keinen perfekten Liegestütz machen. Ihr Kind
geht also entweder auf alle viere oder liegt mit gestreckten Armen
am Boden. Es soll sich nun, ähnlich wie ein Tier beim Wassertrin-

ken, nach vorne beugen. Legen Sie zum Anreiz in einiger Entfernung einen Keks auf einen Bauklotz, diesen soll das Kind mit dem Mund aufnehmen – und wieder ablegen. Zum Schluß darf der Keks natürlich aufgegessen werden.

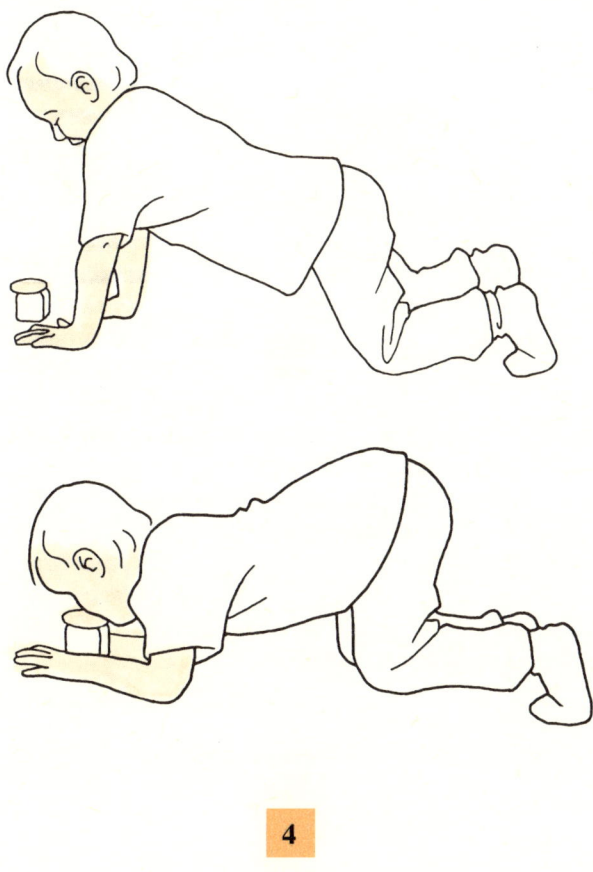

4

Das Kind macht nochmals einen Kinder-Liegestütz, indem es auf alle viere geht. Zuerst zeigt der Bauch gegen den Boden, dann soll sich das Kind in dieser Liegestütz-Position drehen – der Bauch zeigt zur Decke. Und nochmals herum, jetzt zeigt der Bauch wieder gen Boden.

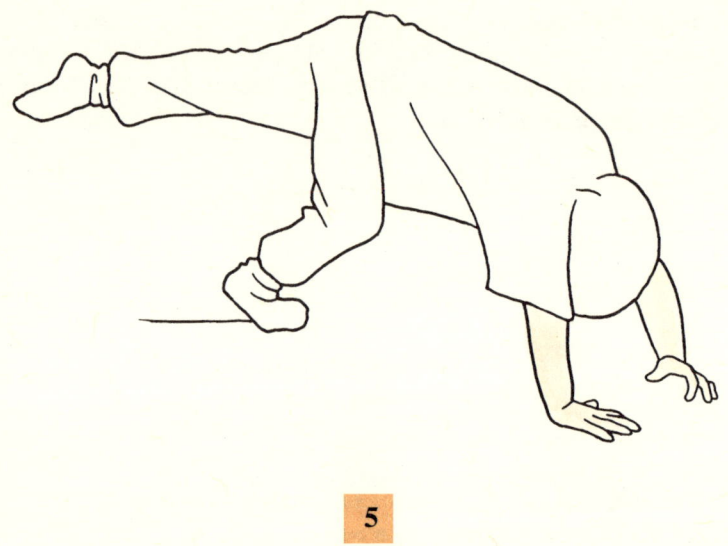

5

Das Kind steht, sitzt oder kniet ganz nach Belieben. Geben Sie ihm nun einen Schaumgummiwürfel oder ein festeres Kissen in beide Hände. Der Würfel soll nun mit den Händen vor der Brust zusammengedrückt werden. Wieder locker lassen und nochmals zusammendrücken.

Weitere Übungen: Nr. 2 für Nacken und Schultern (siehe S. 171), Nr. 1 für die Arme und Hände (siehe S. 172)

Übungen für den Nacken und die Schultern

1

„Hasenhüpfen" tut Nacken- und Schultermuskulatur gut. Das Kind ist im Vierfüßlerstand. Es stützt sich mit den Händen fest am Boden ab und springt mit den angewinkelten Beinen in die Luft. Das kann man auf der Stelle machen oder sich mit diesen Hüpfbewegungen durchs Zimmer bewegen.

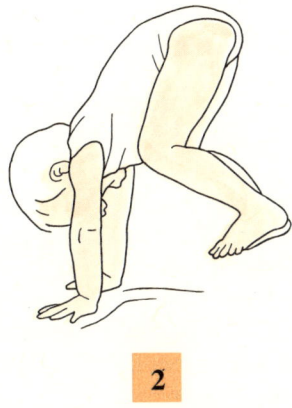

2

Wie ein Seehund robben, das geht so: Das Kind liegt auf dem Bauch und stützt sich mit Ellbogen und Unterarmen ab. So kann sich das Kind vorwärts robben, Rumpf und Beine sollen nicht mithelfen, sondern werden hinterhergezogen. Diese Übung kräftigt auch die Rücken- und Brustmuskulatur.

3

Das Kind sitzt auf dem Boden und hebt den Po möglichst weit nach oben. Es stützt sich mit Händen und Füßen fest ab. In dieser „Krab-

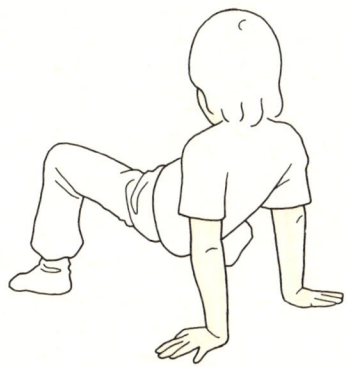

ben-Stellung" kann das Kind seitlich oder rückwärts krabbeln. Diese Übung stärkt auch die Armmuskulatur.

4

Für diese Übung braucht man einen Partner – am besten ein zweites Kind. Die Kinder sitzen sich auf dem Boden mit gespreizten Beinen gegenüber. Die Fußspitzen berühren sich, und die Kinder fassen sich an den Händen. Jetzt ziehen sie sich gegenseitig vor und zurück; wenn sich der eine zurücklehnt, beugt sich der andere vor, und umgekehrt. Wurde diese Übung einige Male wiederholt, schütteln die Kinder kräftig ihre Arme aus.

Übungen für die Arme und Hände

1

Kannst du wie ein Äffchen laufen? Das Kind geht dazu in den Vierfüßlerstand. Die Arme sind durchgedrückt, die Beine leicht angewinkelt, und der Po wird in die Luft gestreckt. Dann noch den Kopf anheben – und loslaufen. Das kräftigt auch die Brustmuskulatur.

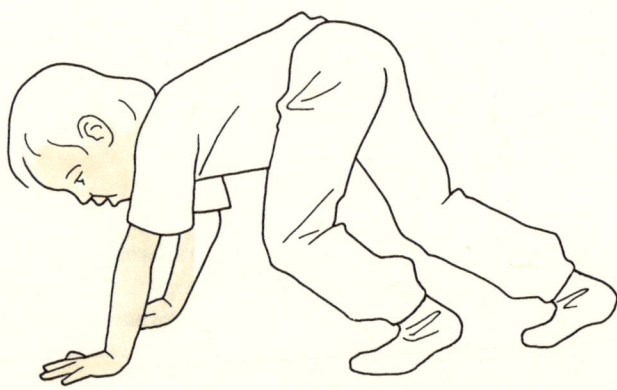

2

Wo ist dein Ohr? Auf diese Frage hin führt das Kind die rechte Hand über den Kopf zum linken Ohr und berührt es. Dann greift die linke Hand über den Kopf zum rechten Ohr. Manche Kinder können sich dabei richtig ans Ohr fassen, andere berühren es nur mit den Fingerspitzen.

3

Nun eine Übung für die Hände und Finger: Für Kinder ist es eine schwierige Aufgabe, mit den Fingern zu schnipsen. Der Daumen ist die Hauptperson, jeder Finger wird nun einzeln mit dem Nagel an die Fingerkuppe des Daumens gelegt und kräftig fortgeschnellt –schnips. Diese Fingerübung erfordert ziemlich viel Konzentration.

4

Jetzt soll das Kind eine Telefonnummer auf einem imaginären Telefon wählen – und zwar auf einem, das noch eine Wählscheibe hat. Dazu ballt es die Hand zur Faust und streckt nur den Zeigefinger aus. Nun wird die erdachte Nummer gewählt, Ziel ist es dabei, daß das Kind sechs große Kreise mit dem Handgelenk beschreibt. Man sollte diese Übung nacheinander mit beiden Händen machen. Als Variation soll das Kind für jede Zahl einen anderen Finger absreizen.

5

Das Kind steht bequem und hebt nun beide Arme an. Geben Sie ihm in jede Hand einen leichten Gegenstand. Jetzt soll es die Arme kreisen lassen. Eine Variante dazu: die Arme versetzt kreisen lassen (also: linker Arm zeigt nach oben, rechter Arm zeigt nach unten, und umgekehrt).

6

Die Arme werden vor der Brust ineinander verschlungen und die Hände zusammengefaltet, so wie es die Zeichnung zeigt. Jetzt soll das Kind auf Ihre Anweisung hin (zum Beispiel: „Mittelfinger!") einen Finger nach dem anderen abspreizen und wieder anwinkeln.

Weitere Übungen: Nr. 3 für Nacken und Schultern (siehe S. 171 f.).

Übungen für die Beine und Füße

1

Wie eine Ballettratte: Zur richtigen Fußentwicklung tut es Kinderfüßen gut, fünf Minuten am Tag auf den Zehenspitzen zu laufen. Unterstützen Sie den Spitzentanz durch Musik. Zu zweit macht es natürlich noch mehr Spaß.

2

Und jetzt mal anders herum: Lassen Sie Ihr Kind auf den Fersen laufen, dadurch wird das Längsgewölbe der Füße gekräftigt. Wenn das Kind dabei aus dem Gleichgewicht kommt, halten Sie es an den Händen. Das Fersenlaufen stärkt auch die Beinmuskulatur.

3

Nun sitzt das Kind auf dem Boden und stützt sich nach hinten mit den Händen ab. Es zieht die Knie so weit nach oben, daß sich die Füße leicht vom Boden abheben. Durch Heben und Senken der Füße tippt es einmal mit den Fersen und einmal mit den Zehenspitzen auf den Boden. Das kann man auch im schnellen Tempo machen.

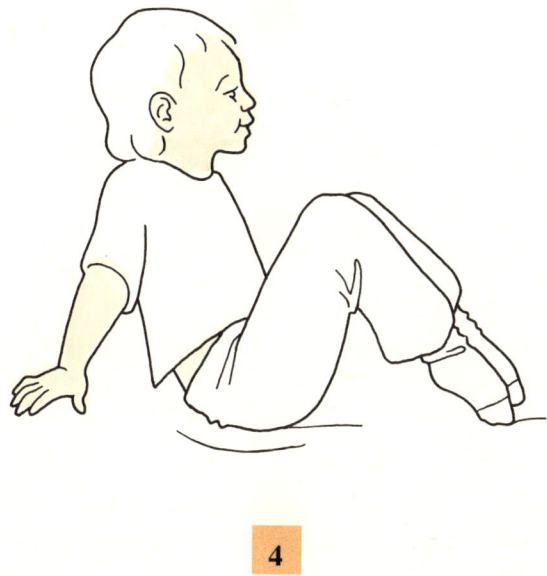

4

Das Kind sitzt auf dem Boden und zieht die Beine an. Die Knie werden zur Seite heruntergeklappt, und zwischen den offenen Beinen greift das Kind seine Fußsohlen von innen. Auf Ihr Kommando „rechtes Bein vor" streckt das Kind sein rechtes Bein, das von der rechten Hand umfaßt ist, schräg empor. Wieder zurück zur Ausgangsstellung, und dann kommt das „linke Bein vor". Am Schluß der Übung werden einmal alle beiden Beine gleichzeitig seitlich weggestreckt.

5

Der Storchengang tut der gesamten Beinmuskulatur gut: Das Kind steht auf einem (gebeugten) Standbein. Das andere Bein wird im Stand angewinkelt (Fußsohle geht zum Po hin), dann nach vorne ausgestreckt, wieder angewinkelt und abgesetzt. Diesen Storchengang kann man nach vorne, zur Seite und nach hinten ausführen – und natürlich mit beiden Beinen im Wechsel.

6

Nun soll das Kind versuchen, wie ein Äffchen zu gehen. Kleine Äffchen gehen nämlich auf den Fußaußenkanten. Der Watschelgang macht den Kindern Spaß und tut den Kinderfüßen gut.

7

Zehen haben ihr Eigenleben: Das Kind sitzt auf dem Boden und hat die Beine leicht abgespreizt. Die Zehen zeigen zuerst nach außen, dann wird der Fuß so gedreht, daß sich die beiden großen Zehen angucken und sich begrüßen – danach drehen sie sich „beleidigt" wieder um.

8

Das Kind geht in die Kniebeuge. Die Beine sind dabei leicht gespreizt. Beim Heruntergehen berührt es mit beiden Händen den Boden, beim Aufrichten stellt es sich auf die Zehenspitzen.

9

Der Entengang macht allen Kindern Spaß: Wieder geht man mit leicht gespreizten Beinen in die Knie, die Hände sind in die Hüften gestemmt. In dieser Haltung geht es nun vorwärts, die „Entenflügelchen" wippen bei jedem Schritt mit.

Weitere Übungen: Nr. 1 und Nr. 2 für den Po (siehe S. 165), Nr. 1 für den Gleichgewichtssinn (siehe S. 177), Nr. 3 für die Körperkoordination und Motorik (siehe S. 180).

Übungen für den Gleichgewichtssinn

1

Um ins richtige Gleichgewicht zu kommen, müssen Kinder toben. Zum Beispiel auf einer Matratze oder auf den Betten der Eltern. Dabei werden nicht nur die Bein- und Fußmuskeln gestärkt, auch der Gleichgewichtssinn kann dadurch geschult werden.

2

Das Kind steht und winkelt ein Bein nach hinten ab. Das gebeugte Bein wird von der Hand der gleichen Körperseite festgehalten. In diesem Ein-Bein-Stand soll das Kind nun hüpfen – fünfmal auf jedem Bein. Das stärkt auch die Bein- und Fußmuskulatur und fördert die Körperkoordination. Eine Variante dazu: Das Kind steht auf einem Bein und hebt mit dem anderen Fuß Gegenstände vom Boden auf.

3

Legen Sie ein Band auf den Boden, darauf soll das Kind nun balancieren. Erst vorwärts, dann rückwärts und schließlich auch seitwärts.

4

Eine gute Gleichgewichtsübung kann man auch mit einer mit Wasser gefüllten Wärmflasche oder einer aufblasbaren Schwimmhilfe machen. Das Kind stellt sich darauf, und Sie reichen ihm Gegenstände aus einiger Entfernung. Das Kind soll versuchen, sie zu erreichen, ohne daß es umfällt.

Weitere Übungen: Nr. 2 für den Po (siehe S. 165), Nr. 3, Nr. 4, Nr. 5, Nr. 6 und Nr. 7 für Körperkoordination und Motorik (siehe S. 180 f.).

Übungen für die Atmung

„Holzhacken" nennt man diese Übung: Das Kind steht mit leicht gespreizten Beinen und führt beide Arme ausgestreckt über dem Kopf zusammen. Jetzt werden die Arme mit Schwung nach unten zwischen die gespreizten Beine geführt und schwungvoll wieder zurück über den Kopf. Mindestens zehnmal sollte diese Übung gemacht werden.

2

Das Kind liegt auf dem Bauch und stützt sich leicht mit den Händen ab. Nun müssen imaginäre Krümel vom Boden weggepustet werden.

3

Das Kind liegt auf dem Rücken und legt die geschlossenen angezogenen Beine seitlich (links oder rechts) ab. Jetzt soll es bis zehn zählen, ohne dabei zwischendurch einzuatmen. Eine Alternative: Das Kind singt die Strophe eines Kinderliedes, ohne währenddessen einzuatmen.

4

Ihr Kind spielt Luftballon. Es liegt auf dem Rücken und macht sich ein bißchen rund, zum Beispiel, indem es die Beine an den Körper zieht und die Arme um die Knie schlingt. Jetzt wird durch die Nase tief eingeatmet, bis das Kind seinen Bauch an den Schenkeln spürt.

Das Kind ist nun wie ein Luftballon, aus dem die Luft entweichen kann. Der Luftballon (der Bauch des Kindes) wird jetzt zusammengedrückt, indem das Kind seine Beine mit Hilfe der Arme fest gegen den Bauch drückt, und die Luft entweicht durch den leicht geöffneten Mund (das Kind atmet aus).

5

Das Kind hüpft oder läuft vorwärts. Währenddessen soll es eine Lokomotive nachahmen. Sie schnaubt und pfeift, macht die typischen Zuggeräusche.

6

Die Atmung wird übrigens auch durch alle anderen „Puste-Spielsachen" gestärkt. Zum Beispiel beim Seifenblasenmachen, beim Luftballonaufblasen, beim Windradanpusten und, und, und…

Übungen für die Körperkoordination und Motorik

1

Wie eine Katze anschleichen, das schult die Körperkoordination: Das Kind kauert auf allen vieren am Boden. Nun schiebt es sanft einen Arm nach vorne, dann den anderen – die Beine folgen entsprechend. Aber das Ganze muß sehr leise und langsam vor sich gehen, eben wie bei einer Katze, die sich anschleicht.

2

Eine Übung für zwei: Die Kinder sitzen Rücken an Rücken auf dem Boden. Die Füße sind aufgestellt, die Beine angewinkelt und leicht gespreizt, die Fersen stehen ganz dicht am Po. Jetzt verschränken die

Kinder rückwärtig die Arme ineinander, so daß sich die Ellbogen berühren. Zusammen sollen sie nun aufstehen, indem sie die Rücken aneinanderpressen und sich dadurch hochdrücken. Das geht natürlich nur bei (an Gewicht und Größe) „gleichwertigen" Partnern.

3

Legen Sie ein Band oder ein Seil auf den Boden. Das Kind soll nun mit den Füßen links und rechts des Bandes entlanggehen. Dann können auch die Beine überkreuzt werden. Also: Der rechte Fuß steht links vom Band, der linke Fuß steht rechts vom Band. So soll das Kind nun gehen.

4

Legen Sie je einen kleinen Ball vor die Füße des Kindes. Nur mit vorsichtigem Vorschieben der Füße soll es nun die Bälle vor sich herschieben. Das muß so behutsam geschehen, daß die Bälle nicht davonkullern, sondern immer vor den Füßen bleiben.

5

Für diese Übung brauchen Sie ein Stirnband oder ähnliches. Dieses legen Sie dem Kind um die Fußgelenke. Die Beine sind somit „aneinandergebunden" und haben doch noch etwas Bewegungsfreiheit. Mit diesen zusammengebundenen Füßen soll das Kind nun auf allen vieren krabbeln, der Po wird in die Luft gestreckt.

6

Das Kind steht auf einem Bein. Nun wird zuerst das linke Bein angewinkelt – das Knie zeigt nach außen –, und die rechte Hand umfaßt die Fußsohle des linken Fußes. Jetzt das Bein wieder hinstellen und das rechte Bein anwinkeln. Nun faßt die linke Hand nach der rechten Fußsohle.

7

Körperkoordination und Gleichgewichtssinn werden gefördert, wenn Sie zum Beispiel Bierdeckel auf dem Boden verteilen und das Kind nun versuchen muß, immer mit einem Fuß auf einem Deckel zu stehen. Verteilen Sie die Bierdeckel so, daß sie immer gut in Schrittweite zu erreichen sind.

Weitere Übungen: Nr. 1 und Nr. 2 für den Gleichgewichtssinn (siehe S. 177).

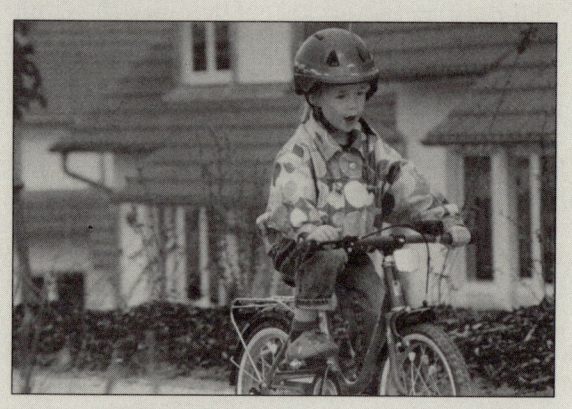

Mehr Spaß durch Sport

Sportarten, die Kindern Freude machen

Judo zähmt den Zappelphilipp, Fußball baut
Aggressionen ab, Ballett macht eine gute Figur, und
Skilaufen bringt Kinder ins Gleichgewicht. Sport ist
eine tolle Sache, wenn man sie richtig macht. Leider
wird aber mit Kindern beim Sport noch zuviel falsch
gemacht. „Überforderung" lautet die Warnung der
Experten. Kinder und Sport sind ein heißes Eisen.
Dabei tut sportliche Bewegung, wenn sie Spaß macht,
den Kindern nur gut. Welcher Sport für Ihr Kind der
richtige ist und wie Sie die Grenzen zwischen Fördern,
Fordern und Überfordern erkennen, erfahren
Sie in diesem Kapitel.

Sport – Kinderherzen zwischen Lust und Frust

Jedes Kind wird schon mit einem unbändigen Bewegungsdrang geboren. Sobald es seine körperliche Entwicklung erlaubt, will es aus dem vollen schöpfen, will laufen, hüpfen, springen, toben, auf Mauern balancieren, mit der Schaukel den Himmel erreichen und wagemutig auf jeden Baum klettern. Das ist normal.

Heile Kinderwelt – doch die Realität sieht heute leider völlig anders aus. Die Wohnungen sind eng und hellhörig, die Nachbarn verständnislos und streitsüchtig, die Spielplätze heruntergekommen und phantasielos, die Grünflächen für Hundehaufen reserviert und zum Betreten verboten – und die Straße ist einfach zu gefährlich. Da bleibt nicht viel übrig, wo die Kinder ihren natürlichen Bewegungsdrang ausleben könnten. Und selbst wenn die Voraussetzungen etwas günstiger sind, verschanzen sich viele Kinder lieber vor dem Fernseher und hinter dem Videospiel, anstatt draußen zu toben.

Die Entwicklung ist bedenklich, aber die Schuld am Bewegungsmangel der Kinder liegt nicht nur am fehlenden Drumherum. Denn auch in den Kindergärten fehlt Personal und Möglichkeit, so daß leider oft genug die Bewegungserziehung zu kurz kommt. Sitzen ist angesagt im Kindergarten – und zu Hause. Wir, die Eltern, leben den Kindern vor, wie bequem ein Leben im Sessel ist. Und wo den Erwachsenen die Freude an der Bewegung fehlt, kann sich der Spaß bei den Kleinen auch nicht richtig entwickeln.

Aber Schuldzuweisungen helfen den Kindern nicht weiter. Tatsache ist: Viele Kinder im Vorschulalter weisen bereits Herz-Kreislauf-Schwächen auf, sie leiden an Übergewicht und mangelnder Körperkoordination, und daraus resultieren auch immer häufiger Haltungsschwächen oder -schäden. Woher das kommt, ist einfach zu erklären. Der wachsende Körper braucht ständig neue Anreize, damit sich die Muskeln, die Knochen und Organe richtig ausbilden können. Kommen diese Anreize nicht in ausreichendem Maße, so werden die Muskeln schlaff, und der Kreislauf ist wenig belastbar. Die Kinder sind infektanfälliger, haben auch Verdauungs- und Schlafprobleme.

Kinder, die sich viel bewegen, haben hingegen jede Menge Vorteile: Ihr Körper entwickelt sich besser, sie haben (selten) Probleme mit Übergewicht oder Kreislaufschwäche, sie bilden durch die Bewegung ihre Persönlichkeit aus, sind selbstbewußter und mutiger. Auch die Intelligenz wird dadurch gefördert; die Kinder lernen schnell, und sicher zu reagieren, vor allem, wenn es zu brenzligen Situationen (zum Beispiel im Straßenverkehr) kommt. Ein Plädoyer für die Bewegung, aber nicht automatisch auch für den Sport.

Sport ist gut und sinnvoll, wenn er den Kindern Spaß macht. Wird die Lust zum Frust, wendet sich das Positive ins Negative, das Sinnvolle ins Sinnlose. Die Frage „Ist Sport das richtige für Kinder?" läßt sich also nur mit einem „Ja, aber…" beantworten.

Ehrgeiz – da hört der Spaß auf!

Wenn Sie denken, Sport ist das richtige für Ihr Kind, dann sollten Sie auch einmal über das Thema „Ehrgeiz" nachdenken. Falscher Ehrgeiz in Sachen Sport kann nämlich für Kinder fatale Folgen haben. Falsch ist es zum Beispiel, zu glauben, daß man ein Kind nur früh genug mit einem Sport vertraut machen muß, um es für spätere Höchstleistungen zu programmieren. Einen Boris Becker und eine Steffi Graf gibt es nur alle Schaltjahre einmal, was spricht dafür, daß gerade bei Ihrem Kind berechtigte Hoffnungen dazu bestehen? Sportliche Spitzenleistungen sind eine Gabe, die man Kindern nicht antrainieren kann – auch wenn man noch so früh damit anfängt. Außerdem sollte bei Kindern unter sechs Jahren das Wort „Training" völlig aus dem Vokabular gestrichen werden. Wenn schon „Sport", dann sollte er den Kindern Spaß machen und nicht den Ehrgeiz der Eltern befriedigen. Oft sind es bei ihnen auch unerfüllte Kindheitsträume, die sie jetzt bei den eigenen Sprößlingen verwirklichen wollen. Und das ohne Rücksicht auf die Wünsche der eigenen Kinder.

Ein klarer Fall, werden Sie vielleicht denken, aber so einfach ist es nun doch wieder nicht. Kinder ab dem dritten Lebensjahr sind schnell für eine Sache zu begeistern. Aber was viele Erwachsene

unbewußt nicht registrieren, ist, daß die Begeisterung genauso
schnell wieder abflaut, wie sie entstanden ist. Kinder sind sprung-
haft, haben tausend Wünsche und Vorstellungen, möchten Sachen
machen, um gleich darauf festzustellen, daß es die Mühe doch nicht
wert ist. Heute so und morgen anders, das ist kein Spleen, den man
mit Strenge austreiben kann. Auch wer sich überhaupt nicht für ehr-
geizig hält, den packt manchmal die Verzweiflung, wenn ein 12-
Stunden-Kurs bezahlt wurde und das Kind schon nach der dritten
Stunde einfach keine Lust mehr hat, hinzugehen. Wenn sich Eltern
dann durchsetzen, so hat das auch etwas mit falschem Ehrgeiz zu
tun, nämlich dem Ehrgeiz, sich durchzusetzen.

Dieses fatale Gefühl hat also mehrere Facetten, die nicht immer
leicht zu durchschauen sind. Auch Kinder entwickeln durchaus Ehrgeiz, er muß nicht immer „falsch" sein, oft genug ist er jedoch unge-
sund. Das liegt einfach daran, daß Kinder gerade erst lernen, ihre eigenen Grenzen auszuloten. Beim freien Spiel, beim Toben und
Springen, funktioniert das „Frühwarnsystem" des Körpers schon
recht gut. Aber schon in dem Augenblick, wo eine Gemeinschaft ins
Spiel kommt, wo andere sich auf das Kind „verlassen", entwickelt
auch das Kind einen Ehrgeiz. Es will seine Freunde nicht im Stich
lassen, will den Eltern beweisen, daß es das schon kann, will durch
besondere Leistung Aufmerksamkeit bekommen oder gelobt werden
– und überfordert sich damit.

Eltern kämpfen also, wenn es um Ehrgeiz geht, an allen Fronten. Sie
müssen sich selbst ins Gebet nehmen, sie müssen ihre Reaktionen
ständig überprüfen, und sie müssen auch noch den Ehrgeiz der Kinder bremsen. Was unterm Strich dabei herauskommt, sind immer
wieder kleine Fehlschläge. Aber damit können alle Beteiligten leben,
schließlich ist niemand perfekt, und nur der gute Vorsatz zählt, dem
Kind den eigenen Ehrgeiz nicht aufzudrängen.

„Und montags darf ich spielen"

Kinder auf den richtigen Weg zu bringen und dabei nicht auch noch
Fehler zu machen, das ist gar nicht so leicht. Neben dem Ehrgeiz ist

es nämlich oft der Wunsch der Eltern, ihre Kinder optimal zu fördern, der die Kinder letztendlich überfordert. „Fördern", „Fordern"
und „Überfordern" sind drei Begriffe, die beim Thema Sport leider
immer öfter nahtlos ineinander übergehen, ohne daß es die Beteiligten zunächst überhaupt merken. Wo die Grenzen liegen, ist individuell so verschieden, daß es keine allgemein verbindliche Antwort
darauf geben kann.

Salopp formuliert, könnte man es auf diesen Nenner bringen: Überforderung fängt da an, wo der Spaß aufhört. Aber wo hört der Spaß
auf? Oft wissen es noch nicht einmal die Betroffenen – die Kinder –
selbst. Wo die Grenzen liegen, können nur die Eltern selbst heraus-
finden, wenn sie eine gute und intensive Beziehung zu ihrem Kind
haben. Wenn sie ein Gespür für die Zwischentöne besitzen und noch
dazu Launen und Marotten richtig einzuschätzen wissen.

Das ist unendlich schwierig, aber nicht unmöglich. Immerhin gibt es
einige ganz markante Anhaltspunkte für Überforderung: wenn das
Kind zum Beispiel weint und irgendeine Sache (zum Beispiel eine
Sportart), die es vorher mochte, nicht mehr mag. Solche vehementen
Gefühlsäußerungen darf man nicht ignorieren. Andere Kinder wieder murren nicht, sie sind nur einfach lustlos und müde, wenn sie
vom Sport kommen. Auch das kann ein Zeichen von Überforderung
sein. Erzählen Kinder begeistert von der letzten Sportstunde und
sprühen sie auch noch danach vor Energie, dann macht ihnen die Sache Spaß, und sie sind nicht überfordert.

Versuchen Sie auch nicht, mit (unbewußtem) Druck zu argumentie-
ren. Wenn Ihr Kind Ihnen erklärt, daß es irgend etwas nicht machen
will, rechnen Sie ihm nicht vor, was es Sie gekostet hat, ihm den
Wunsch zu erfüllen. Ein schlechtes Gewissen ist kein guter Sportka-
merad.

Letztendlich führt jede Art von Zwang dazu, daß Kinder einen Widerwillen aufbauen, den sie dann bis ins Erwachsenenalter nicht
mehr loswerden. Schade ist es, wenn sich dieser Widerwille gegen
Sport und Bewegung richtet.

Wie schon erwähnt, überfordern sich Kinder auch selbst. Sie sind mutig und risikobereit, aber schließlich zu stolz, zuzugeben, daß sie einer Sache doch nicht gewachsen sind. Oft sind es dann doch die Erwachsenen, die vernünftig sein müssen und nicht jedem „exotischen" Kinderwunsch sofort nachgeben sollten.

Alles ausprobieren, alles mitnehmen, überall dabeisein – das ist ein Phänomen, das man durchaus schon bei vielen Kindern beobachten kann. Sie interessieren sich für dieses und jenes – und die Eltern geben diesen Wünschen nach. Dadurch kommt es, daß manche Kinder einen Terminplan haben, der dem eines Managers der mittleren Führungsebene alle Ehre machen würde. Sie sind so verplant, daß ihnen kaum noch Zeit bleibt, wirklich Kind zu sein. Phantasie und Kreativität bleiben – leider – bei mancher Sportbegeisterung auf der Strecke.

Kinder und Sport – ein heißes Eisen. Packen Sie es an!

Fast scheint es, als täte Sport Kindern (unter sechs Jahren) nicht besonders gut. Der Eindruck liegt nahe, ist aber nicht ganz richtig. Sport ja – aber es muß der richtige sein. Nicht zuviel und nicht zuwenig, auf keinen Fall unter Druck und auf jeden Fall nur zum Spaß. Gehen Sie möglichst unbelastet an die Sache heran, wägen Sie sorgsam ab zwischen eigenem Ehrgeiz und dem Wunsch des Kindes. Hören Sie auf Ihre innere Stimme, lassen Sie sich nicht überreden, und räumen Sie Ihrem Kind ein Mitspracherecht ein. Den richtigen Sport für ein Kind zu finden, ist genauso schwierig, wie den richtigen Sport für sich selbst auszuwählen. Informieren Sie sich in Ruhe, und geben Sie auch Ihrem Kind Zeit, sich eine Sportart auszusuchen. Am besten geht das, indem Sie Verschiedenes ausprobieren. Fast alle Vereine und auch kommerzielle Anbieter offerieren „Schnupper-Kurse", die man stundenweise (zum Teil umsonst) buchen kann.

Welche Sportarten in Frage kommen, erfahren Sie auf den nächsten Seiten.

Spaß am Sport – welche Sportart für Ihr Kind?

Sport wird erst für Kinder ab drei Jahren ganz allmählich zum Thema. Um ihnen die Freude daran möglichst ein Leben lang zu erhalten, sollte man die Sportbegeisterung weder unterdrücken noch zu intensiv fördern. Geben Sie dem Kind die Möglichkeit, dies und das auszuprobieren, bevor es sich entscheidet. Bei der Auswahl sollten Sie immer darauf achten, daß die Sportart den kindlichen Körper, der ja noch voll in der Entwicklung steckt, nicht einseitig belastet.

Viele Kindersportprogramme gehen voll auf die Bedürfnisse der Kinder ein. Geboten wird ein vielseitiges, spielerisches Training, das die Bewegungsabläufe insgesamt und die Kondition verbessert. Immer dann, wenn ein Sport einzelne Körperpartien stärker beansprucht als andere, muß ein Ausgleich geschaffen werden. Wenn ein Kind beispielsweise Squash spielt, sollte es zusätzlich schwimmen.

Die Sportarten, die über Vereine angeboten werden, sind für Kinder ohne großen finanziellen Aufwand zu erlernen. Ausrüstungen – wie zum Beispiel Kinderskier oder Kindertennisschläger – kann man recht günstig auch second-hand kaufen oder sich auf Tauschbörsen umsehen. Sportarten, die (fast) nur von kommerziellen Unternehmen (zum Beispiel Ballett) angeboten werden, sind natürlich etwas teurer.

Wenn es um die Auswahl der richtigen Sportart geht, können Sie sich mit ihrem Kinderarzt beraten. In der Regel stehen alle hier beschriebenen Möglichkeiten jedem (gesunden) Kind offen; es sind keine besonderen Voraussetzungen nötig. Legen Sie jedoch Wert darauf, daß Sie ab und zu bei einer Sportstunde zuschauen dürfen. Dabei können Sie dann auch am besten feststellen, ob es Ihrem Kind Spaß macht.

Auf den folgenden Seiten werden verschiedene ausgewählte Sportarten für Kinder in alphabetischer Reihenfolge vorgestellt. Wir erheben damit keinen Anspruch auf Vollständigkeit, denn natürlich werden noch viel mehr Sportmöglichkeiten auch für Kinder angeboten.

Die meisten sind jedoch erst für Kinder ab sechs Jahren geeignet und zu empfehlen.

Badminton
(ab fünf Jahren)

Das Badminton hat sich aus dem alten „Federball-Spiel" zur Sportart gemausert. Die meisten Kinder kommen durch ihre Familien zum Badminton. Aber es werden auch Kinderprogramme von Vereinen und kommerziellen Anbietern offeriert. Das Lernen unter Anleitung ist auf alle Fälle zu empfehlen, damit sich beim Spiel keine grundsätzlichen Fehler einschleichen. Das Training macht den meisten Kindern Spaß; vor allem das Hantieren mit dem „verlängerten Arm", dem Schläger, garantiert Erfolgserlebnisse. Beim Badminton wird die gesamte Muskulatur geschult, Körperkoordination und Gleichgewichtssinn werden gefördert. Ein Ausgleichssport ist allerdings ein Muß.

* *Zahl der aktiven Kinder unter sechs Jahren:*   *ca.   1000*
* *Zahl der aktiven Kinder unter 14 Jahren:*   *ca.   27 000**

Ausrüstung: Kinderschläger (wiegen nur 100 g)

Ausgleichssport: z. B. Schwimmen oder Turnen

Ballett
(ab vier Jahren)

Ballett wird häufig fälschlicherweise als „Mädchensache" abgetan. Was Kinder jedoch beim Ballett lernen, tut Jungs genauso gut: Sie bekommen ein sicheres Gefühl für den eigenen Körper, trainieren

---

* Die hier angegebenen Zahlen aktiver Kinder stammen aus einer DSB-Erhebung aus dem Jahre 1992. Sie sind lediglich als Anhaltspunkt zu verstehen, da nur Kinder, die in Vereinen organisiert sind, hier aufgenommen wurden.

rundum alle Muskeln und Bänder, die Haltung verbessert sich. Noch dazu erhöht Ballett die Konzentrationsfähigkeit und das Selbstbewußtsein, das Gefühl für Rhythmus und Takt wird geschult sowie der Gleichgewichtssinn trainiert. Wählen Sie jedoch eine Ballettschule, die für Kinder unter zehn Jahren keinen Spitzentanz im Programm hat – das könnte dem kindlichen Körper extrem schaden.

Ausrüstung: Trainingskleidung und Ballettschuhe

Ausgleichssport: z. B. Ballsport

Eislaufen
(ab drei Jahren)

Das Bewegen auf dem Eis macht den Kindern schon sehr früh Spaß; neueste Erkenntnisse weisen das Eislaufen noch dazu als eine Sportart aus, die ausgeglichene und harmonische Bewegungsabläufe fördert. Es gibt zum Erlernen eine Reihe von Angeboten verschiedener Vereine und Eissportverbände. Das Training ist in den ersten Jahren rein spielerisch, es geht darum, auf dem glatten Untergrund sicher zu werden. Eislaufen fördert die Körperkoordination und den Gleichgewichtssinn; Voraussetzung für diesen Sport ist allerdings, daß Fuß- und Kniegelenke stabil und gut entwickelt sind. Die Sehnen dürfen nicht überdehnt sein. Von vielen Vereinen wird für die Eislauf-Zwerge parallel auch Ballett angeboten, ein Ausgleichssport ist trotzdem erforderlich. Sollten Sie unsicher sein, ob dieser Sport für Ihr Kind der richtige ist, fragen Sie den Kinderarzt oder einen Orthopäden.

- *Zahl der aktiven Kinder unter sechs Jahren:* ca. *2100*
- *Zahl der aktiven Kinder unter 14 Jahren:* ca. *24 000*

Ausrüstung: gut passende Schlittschuhe

Ausgleichssport: z. B. Turnen oder Schwimmen

Fußball
(ab fünf Jahren)

Viele Fußballvereine bieten für die Kleinen ein eher spielerisches Spezialtraining an. Dabei wird jedoch nicht gegeneinander, sondern mehr miteinander gespielt. Wenn Sie einen Jungen haben, werden Sie am Fußball als Sport wohl kaum vorbeikommen. Er tut auch dem Körper gut, beansprucht die verschiedensten Muskelpartien, schult Körperkoordination, Geschicklichkeit und Gleichgewichtssinn. Ein Ausgleichssport ist anfangs zu empfehlen.

- *Zahl der aktiven Kinder unter 14 Jahren:*   *ca. 900 000*

Ausrüstung: Fußballschuhe und Knie- bzw. Schienbeinschoner

Ausgleichssport: z. B. Schwimmen oder Radfahren

Judo
(ab sechs Jahren)

Ob dieser Sport, der zu den Kampfsportarten gezählt wird, für Ihr Kind das richtige ist, müssen Sie alleine entscheiden. Tatsache ist jedoch, daß Judo für Kinder nichts oder nur sehr wenig mit Selbstverteidigung zu tun hat. Es wird für Kinder überwiegend ein spielerisches Konditionstraining angeboten. Das ist gut für Jungen, die sehr viel Energie und Power haben, sie lernen diese in vernünftige Bahnen zu lenken. Das ist aber auch gut für schüchterne Mädchen, die durch das Training mehr Selbstsicherheit bekommen. Judo schult den Gleichgewichtssinn (zum Beispiel durch Fall-Übungen) und fördert die Gelenkigkeit. Aggressionen werden abgebaut, und die Konzentrationsfähigkeit wird verbessert.

- *Zahl der aktiven Kinder unter sechs Jahren:*   *ca.   6000*
- *Zahl der aktiven Kinder unter 14 Jahren:*   *ca.   126 000*

Ausrüstung: Judo-Anzug

Leichtathletik
(ab sechs Jahren)

Hüpfen, Springen und Laufen macht den Kindern von Natur aus Spaß. Das sind aber auch gleichzeitig die Hauptelemente bei den Leichtathletik-Disziplinen. Bei einem Kindertraining werden die Kids nicht auf Leistung getrimmt, sondern eher spielerisch angeleitet. Durch die wechselnden Anforderungen werden alle wesentlichen Komponenten wie Körperkoordination, Gleichgewichtssinn und verschiedenste Muskelpartien gefördert.

- *Zahl der aktiven Kinder unter sechs Jahren:*   *ca.   28 000*
- *Zahl der aktiven Kinder unter 14 Jahren:*   *ca.   215 000*

Ausrüstung: Sportschuhe und Sportkleidung

Ausgleichssport: z. B. Schwimmen

Radfahren
(ab drei Jahren)

Das Radfahren gehört wohl mit zu den gesündesten Sportarten, die es gibt. Herz und Kreislauf werden dadurch angeregt, die Atmung wird aktiviert, der Gleichgewichtssinn geschult, und verschiedenste Muskelpartien werden trainiert. Das Radfahren lernen die meisten Kinder schon ziemlich früh, eine gute Vorbereitung dafür ist der altbekannte Roller. Natürlich kann man Radsport auch in Vereinen betreiben.

- *Zahl der aktiven Kinder unter sechs Jahren:*   *ca.   1100*
- *Zahl der aktiven Kinder unter 14 Jahren:*   *ca.   15 000*

Ausrüstung: ein kindersicheres Fahrrad, ein Helm, eventuell Knie- oder Ellbogenschoner

Reiten
(ab sechs Jahren)

Kinder und Tiere, das sind zwei Dinge, die einfach zusammengehören. Sobald die Kleinen ihre Vorliebe für Pferde entdecken, wollen viele von ihnen auch reiten lernen. Dieser Sport tut dem Körper gut, die Haltung wird verbessert, der Gleichgewichtssinn geschult. Außerdem entwickeln die Kinder Pflichtbewußtsein und Verantwortungsgefühl gegenüber dem Tier.

• *Zahl der aktiven Kinder unter sechs Jahren:*   *ca.*   *9000*
• *Zahl der aktiven Kinder unter 14 Jahren: ca*   *138 000*

Ausrüstung: Reitkleidung, -stiefel und -kappe

Ausgleichssport: z. B. Gymnastik oder Fußball

Schwimmen
(ab drei Jahren)

Baby-Schwimmen, wie Sie in diesem Buch bereits nachlesen konnten, wird schon für Kinder ab sechs Monaten angeboten. Richtig schwimmen lernen können Kinder erst mit drei bis vier Jahren. Wenn Ihr Kind einen Kinderschwimmkurs besucht, wird es im wesentlichen mit dem Element Wasser vertraut gemacht. Gefördert werden Beweglichkeit, Körperkoordination und Gleichgewichtssinn, außerdem werden alle Muskelpartien beim Schwimmen und Tauchen aktiviert. Kinderschwimmen ist ähnlich wie das Schwimmen für Erwachsene ein idealer Ganzkörpersport.

• *Zahl der aktiven Kinder unter sechs Jahren:*   *ca.*   *42 000*
• *Zahl der aktiven Kinder unter 14 Jahren:*   *ca.*   *230 000*

Ausrüstung: Badekleidung

Skilaufen
(ab drei Jahren)

Wenn Kinder in den Bergen aufwachsen, stehen sie manchmal schon mit zwei, drei Jahren auf ihren ersten Skiern. Natürlich ist in diesem Alter vom richtigen Skilaufen noch nicht die Rede, die Kleinen fegen einfach nur die Piste hinunter. Richtiges Skilaufen können sie mit etwa vier Jahren erlernen, zum Beispiel in speziellen Kinder-Skikursen oder dem oft in Wintersportorten angebotenen Ski-Kindergarten. Zum Ausprobieren sollten Sie erst mal Kinderskier ausleihen, um zu sehen, ob die Begeisterung auch von Dauer ist. Das Skilaufen beansprucht die gesamte Muskulatur, fördert Körperkoordination und Gleichgewichtssinn. In erster Linie – wenn das Kind den Mut dazu hat – macht es natürlich Spaß. Wenn Ihr Kind intensiv Ski fährt, sollte ein Ausgleichssport betrieben werden. Das ergibt sich meist zwangsläufig dadurch, daß man ja nur im Winter Ski laufen kann. Übrigens können Kinder auch schon ziemlich früh das Ski-Langlaufen lernen, aber es macht ihnen erfahrungsgemäß nicht so viel Spaß.

* *Zahl der aktiven Kinder unter sechs Jahren:*   *ca.*   *9000*
* *Zahl der aktiven Kinder unter 14 Jahren:*   *ca.*   *97 000*

Ausrüstung: Kinderskier, Kinderskistöcke und Kinderskischuhe, Helm

Ausgleich: z. B. Schwimmen oder im Sommer Radfahren

Squash
(ab sechs Jahren)

Genauso wie an Badminton oder Tennis finden auch immer mehr Kinder am Squash-Spiel Interesse. Spezielle Kinderprogramme werden von Vereinen und kommerziellen Unternehmen angeboten. Körperkoordination und Reaktionsfähigkeit werden geschult, das Herz-Kreislauf-System wird aktiviert, durch das Hantieren mit dem Schläger kommt auch der Gleichgewichtssinn nicht zu kurz. Allerdings werden die Muskulatur und die Gelenke nur einseitig belastet, ein Ausgleichssport ist also nötig.

- *Zahl der aktiven Kinder unter sechs Jahren:* *ca.* *160*
- *Zahl der aktiven Kinder unter 14 Jahren:* *ca.* *1600*

Ausrüstung: Squash-Schläger und -Schuhe

Ausgleichssport: z. B. Schwimmen, Radfahren oder Turnen

Taekwondo
(ab sechs Jahren)

Taekwondo gehört ebenfalls zu den sogenannten „Kampfsportarten", es ist jedoch vielseitiger als manche andere. Die neuesten Statistiken zeigen noch dazu, daß es beim Taekwondo zu sehr wenigen Sportunfällen und -verletzungen kommt. Das Ziel eines Taekwondo-Trainings mit Kindern ist es, Beweglichkeit und Elastizität zu fördern, Reaktionsschnelligkeit und -sicherheit zu schulen, die Haltung zu verbessern und ein harmonisches Zusammenspiel aller Muskelgruppen zu erreichen. Die Kinder werden dabei keineswegs zu Raufereien angeleitet, sondern lernen vor allem Disziplin.

- *Zahl der aktiven Kinder unter sechs Jahren:* *ca.* *440*
- *Zahl der aktiven Kinder unter 14 Jahren:* *ca.* *12 000*

Ausrüstung: Taekwondo-Anzug

Tanzen
(ab sechs Jahren)

Das macht fast allen Kindern – Jungen und Mädchen gleichermaßen – viel Spaß. Das Bewegen zur Musik und in der Gruppe wirkt auf die Kinder entspannend, weil sie sich dabei richtig austoben können. Es trainiert Herz und Kreislauf, fördert Gleichgewichtssinn, Körperkoordination und verschiedene Muskelpartien.

- *Zahl der aktiven Kinder unter sechs Jahren:*   *ca.*   *2500*
- *Zahl der aktiven Kinder unter 14 Jahren:*   *ca*   *31 000*

Tennis
(ab sechs Jahren)

Tennis für Kinder wird überwiegend von Vereinen angeboten. Engagierte Eltern oder spezielle Jugendtrainer kümmern sich um die Tenniszwerge. Es werden den Kindern auf spielerische Art und Weise die Grundbegriffe des Sports beigebracht, mit dem eigentlichen Tennisspiel – so wie es Erwachsene betreiben – hat das noch relativ wenig zu tun. Gefördert wird beim Laufen, Hüpfen, Springen vor allem die Körperkoordination; das Hantieren mit Schläger und Ball fördert zusätzlich den Gleichgewichtssinn. Aber so sehr man sich auch bemüht, die Tennis-Ausbildung für Kinder vielseitig zu gestalten – dennoch werden die Muskulatur und die Gelenke einseitig belastet. Ein Ausgleichssport ist unbedingt zu empfehlen.

- *Zahl der aktiven Kinder unter sechs Jahren:*   *ca.*   *14 000*
- *Zahl der aktiven Kinder unter 14 Jahren:*   *ca.*   *300 000*

Ausrüstung: leichte Kinder-Tennisschläger und Kinder-Bälle

Ausgleichssport: z. B. Schwimmen oder Turnen

Tischtennis
(ab sechs Jahren)

Das Pingpong-Spiel begeistert viele Kinder und ist eine hervorragende Freizeitbeschäftigung. Der Sport ist ungeheuer vielfältig, man kann ihn zu Hause in der Wohnung, im Garten, in öffentlichen Freizeitparks oder im Verein betreiben. Tischtennis schult die Schnelligkeit und das Reaktionsvermögen; Körperkoordination und Konzentrationsfähigkeit werden verbessert. Jüngere Kinder werden allerdings dabei schnell müde. Zu beachten ist eigentlich nur, daß die

Kinder groß genug für die Tischtennisplatte sein müssen – sie ist meistens 76 cm hoch.

- *Zahl der aktiven Kinder unter sechs Jahren:*   *ca.*   *6000*
- *Zahl der aktiven Kinder unter 14 Jahren:*   *ca.*   *150 000*

Ausrüstung: Tischtennisschläger

Ausgleichssport: z. B. Gymnastik oder Radfahren

Turnen
(ab drei Jahren)

Kinderturnen wird von fast allen Turnvereinen, Volkshochschulen und auch kommerziellen Sportschulen angeboten. Das Training ist spielerisch und umfaßt alle Körperbereiche. Es gibt spezielle Turnübungen zur Förderung der Körperkoordination, des Gleichgewichtssinns und der Atmung (vgl. Kapitel „So macht Gymnastik Spaß", S. 159 ff. in diesem Buch).

- *Zahl der aktiven Kinder unter sechs Jahren:*   *ca.*   *410 000*
- *Zahl der aktiven Kinder unter 14 Jahren:*   *ca.*   *1 000 000*

Ausrüstung: Turnkleidung

Yoga
(ab fünf Jahren, zum Teil auch schon früher)

Eine hervorragende Sportart für alle Kinder, die vor allem Wert darauf legt, die Kinder nicht zu überfordern. Die Yoga-Übungen umfassen den ganzen Körper, es gibt Atem- und Körperübungen, Meditation und Massagen. Die Kinder erfahren und erleben ihren Körper auf völlig neue Art und Weise. Bei der Auswahl des richtigen Yoga-Kurses sollten Sie darauf achten, daß keine Halteübungen der Wirbelsäule mit Überstreckung oder starker Beugung auf dem Programm stehen. Die Eltern sind übrigens bei den Yoga-Stunden immer willkommen.

Ausgleichssport: z. B. Ballspiele (Tennis oder Fußball)

Bücher für Eltern und Jugendliche

Monika Gerlinghoff/Herbert
Backmund/Norbert Mai
Magersucht und Bulimie
Verstehen und Bewältigen
319 Seiten, Broschur
ISBN 3-88679-219-6

Judith Esser Mittag
Jugendsexualität heute
Tabus – Konflikte – Lösungen
148 Seiten, zahlr. Abb.,
Broschur
ISBN 3-88679-236-6

B. Priebe et al.
**Sucht- und Drogenvor-
beugung mit Kindern und
Jugendlichen in Elternhaus
und Schule**
256 Seiten, Broschur
ISBN 3-88679-227-7

Eckhard Schiffer
**Warum Hieronymus B. keine
Hexe verbrannte**
Möglichkeiten und Motive
gegen Gewalt bei Kindern und
Jugendlichen. Mit Ill. von
Alexander Pey. Ca. 170 Seiten,
Broschur
ISBN 3-88679-249-8

Eckhard Schiffer
**Warum Huckleberry Finn
nicht süchtig wurde**
Anstiftung gegen Sucht und
Selbstzerstörung bei Kindern
und Jugendlichen. Ill. von
Alexander Pey. 152 Seiten,
Broschur
ISBN 3-88679-812-7

Dieter Strecker
Kinderunfälle
Erkennen – vorbeugen – helfen
200 Seiten, 60 Abb., gebunden
1 Faltheft mit Erste-Hilfe-Tips
für unterwegs
ISBN 3-407-85702-0

Hans Peter Tossmann
Haschischkonsum
Konfliktbewältigung und
Drogenabhängigkeit
Vorwort von
Wolfgang Heckmann.
202 Seiten, Broschur
ISBN 3-88679-213-7

René Zey
Bildschirmspielereien
Der Elternratgeber über
Video- und Computerspiele
244 Seiten mit 30 Abb.,
gebunden
ISBN 3-407-85701-2

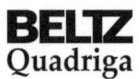
BELTZ
Quadriga

8239 29.6.94